少吃一口，健康长久

解宏宇 主编

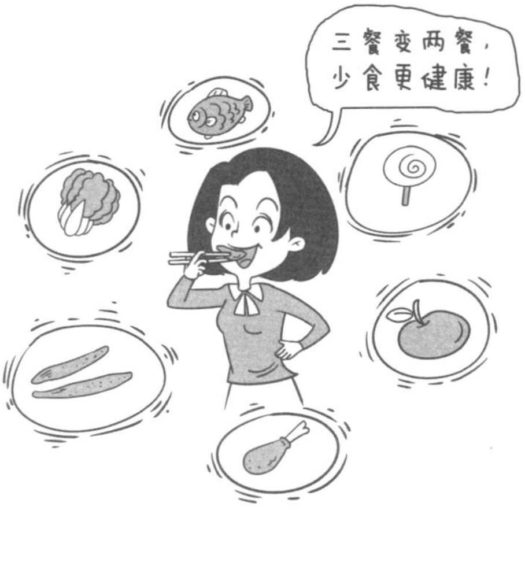

中原农民出版社
·郑州·

图书在版编目（CIP）数据

少吃一口，健康长久 / 解宏宇主编. -- 郑州 : 中原农民出版社，2025. 3. -- ISBN 978-7-5542-3203-3

Ⅰ. R247.1

中国国家版本馆CIP数据核字第2025RK4137号

少吃一口，健康长久

SHAOCHI YIKOU，JIANKANG CHANGJIU

出 版 人：刘宏伟　　责任印制：孙　瑞

选题策划：柴延红　　美术编辑：杨　柳

责任编辑：柴延红　　特约设计：贾　辉

责任校对：尹春霞　张晓冰

出版发行：中原农民出版社

地址：河南自贸试验区郑州片区（郑东）祥盛街 27 号 7 层

电话：0371-65788879

经　　销：全国新华书店

印　　刷：河南承创印务有限公司

开　　本：170 mm ×240 mm　1/16

印　　张：10

字　　数：128 千字

版　　次：2025 年 3 月第 1 版

印　　次：2025 年 3 月第 1 次印刷

定　　价：59.00 元

少吃一口，健康长久

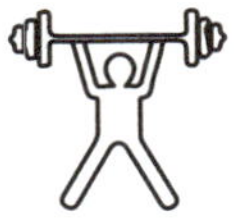

今天，我们的生活变得前所未有的便捷，美食不再受地域限制，从全国各地的美味佳肴到身边街头巷尾的特色小吃，我们几乎都可以足不出户就能品尝到。然而，这种便利的生活方式也给我们带来了新的挑战：如何在享受美食的同时，保持健康的生活方式。

现代社会的高压工作环境等因素常常导致一些人饮食不规律，暴饮暴食成为常态，这不仅影响身体健康，还会对心理健康造成一定的负面影响。

随着人们对健康和生活质量的关注日益增加，少食生活作为一种简单而美好的生活方式逐渐走进了人们的视野。少食生活的核心理念在于“少而精”，即选择高质量的食材，以少量的摄入满足身体的营养需求。它不仅是一种饮食方式，更是一种生活态度，强调通过减少食物摄入量来达到身心健康的平衡。本书旨在帮助读者了解并尝试这种新型的健康生活方式，这不仅有助于减轻身体负担，还有利于保持健康的心理，帮助人们达到身心健康。

更重要的是，少食生活可以帮助人们培养自律性，提高生活质量。通过控制食物摄入量，我们可以更好地掌控自己的生活，从而达到身心和谐的状态。

实践少食生活的方法有很多，关键在于调整个人饮食习惯、控制食物摄入量以及保持良好的生活习惯。应选择营养均衡的食物，避免高热量、高脂肪的食物；适量摄入，避免过量；定时定量进食，适当运动，保证充足的睡眠等，这些都是实践少食生活的重要环节。

当然，少食生活并不意味着要完全放弃美食。相反，我们应该学会欣赏食物本身的味道，享受烹饪的乐趣。通过精心挑选食材，用心烹饪，我们可以在保证健康的同时，品尝到美味佳肴。与家人和朋友一起分享美食，更是生活中的一大乐趣。

让我们一起踏上少食生活的旅程，开启健康与美味的双重盛宴，拥抱更加美好的未来。

目录

CONTENTS

第六章 轻断食，风靡全球的养生革命

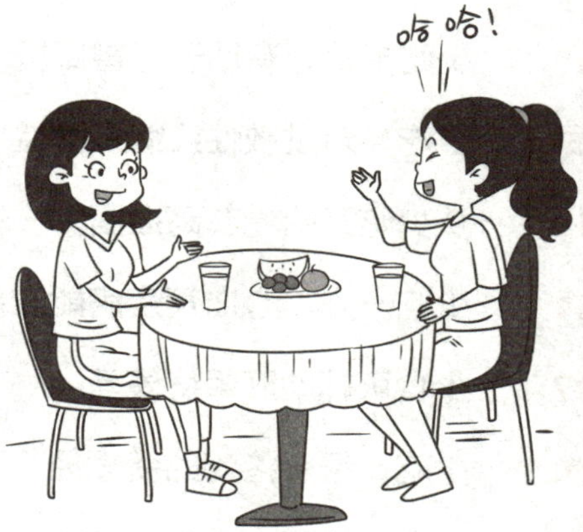

第一章

PART 1

吃得太饱，寿命打折

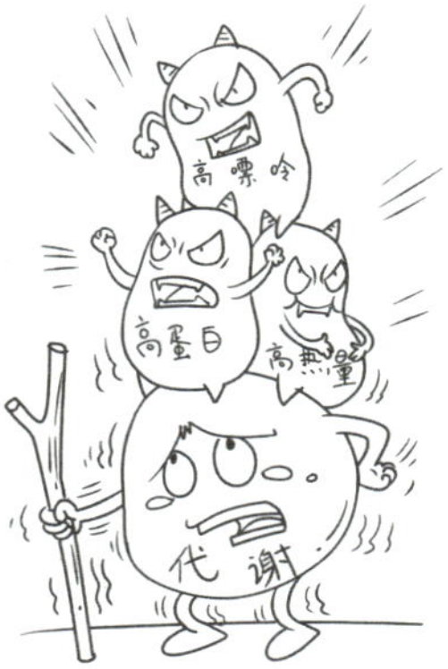

想吃就吃，身体容易“超负荷”

有些人对食物有着难以抗拒的喜爱，常常无法自我节制，直至吃撑才肯罢休。这种随心所欲的吃法，其实隐藏着巨大的健康隐患。长期过度进食，不仅会让身体承受沉重的负担，还可能引发一种名为“暴食症”的饮食行为障碍疾病。其表现为反复发作、不可控制地暴食，以及焦虑、抑郁等精神症状，对身心都有很大危害，不容忽视。

◆ 饮食无度，加重身体的负荷

当身体摄入过量食物后，各个器官都会受到不同程度的影响。首当其冲的就是胃，胰腺、肝脏和肠道也难以幸免，情绪和睡眠同样会受到不同程度的影响。

胃：胃被撑大，还要分泌大量的胃液消化食物。被撑大的胃，加上分泌过多的胃液，可能影响食管下端的“开关”——贲门，而导致胃酸反流入食管，引起胃灼热，还可能影响食管的正常功能。

胰腺和肝脏：胰腺和肝脏也会分泌更多的胰岛素、消化酶和胆汁来促进食物的消化。这种过度的负担可能会导致胰腺和肝脏的功能紊乱，进而影响整体健康。

肠道：肠道同样不堪重负，需要分泌更多的消化液来应对过量食物的同时，还得“被迫”吸收过多的营养。这可能导致肠道菌群失衡，影响整体的消化健康。长期如此，还可能引发肠道疾病，如肠易激综合征等。

情绪：过度进食还可能引发一系列情绪问题，如悲伤、紧张和烦恼，而这些情绪又可能进一步加剧暴饮暴食的行为。情绪的波动不仅影响心理健康，还可能对生理健康产生一系列影响。

睡眠：长期暴饮暴食，对睡眠的负面影响同样不容忽视。某些食物在食用后可能会提升体温，这种生理变化会干扰正常的睡眠，导致睡眠质量大打折扣，进而影响次日的精神状态和整体生活质量，也可引发一些健康问题，如心血管疾病、免疫力下降等。

暴饮暴食的后果远不止于此。更为严重的是，这种不健康的饮食习惯会逐渐扰乱人体内部的食欲调节系统，让人不由自主地陷入一个无法自拔的恶性循环之中。

◆ 长期吃太饱的危害

长期吃太饱不仅能导致肥胖和胃病，还可能导致身体疲劳，加速大脑衰老，引发神经衰弱等，影响人们的日常生活和工作。

肥胖：吃得太饱是导致肥胖的主要原因之一。过度进食会造成营养过剩，超过人体需要的营养无法被消耗，最终转化为脂肪堆积在体内。

胃病：进食不规律、进食过多等不健康的饮食行为还可能导致胃黏膜受损，使胃液分泌异常，从而增加患胃病的概率。

疲劳及加速大脑衰老：人在过饱的状态下，大量血液长时间集中于肠胃处，帮助人体消化食物，那大脑就会因为缺少血液的营养而反应变慢，不仅会使人经常感到疲劳，而且还会加速大脑衰老。

神经衰弱：长期吃得太饱不仅会加速大脑的衰老进程，也可能成为神经衰弱的诱因，极大地降低我们的生活质量和工作效率。

宿便：长期过量饮食，会给胃肠系统带来沉重的负担。当食物残渣等未被及时处理时，它们就滞留并堆积在肠道内，形成人们常说的“宿便”。宿便有产生毒素、破坏肠道菌群平衡、引起便秘、增加心血管疾病风险等危害。

增加致癌风险：长期吃得过多，不仅会扰乱胃肠道的和谐运作，还会使胃肠道的蠕动功能大幅度下降。在此过程中，有些蛋白质没有被消化，在肠道细菌的作用下，逐步转化为诸多有害毒素。因为消化进程过慢而延长了这些毒素在肠道内停留的时间，人的身体长期受其刺激，容易罹患慢性肠炎，甚至引发肠癌。

营养过剩，是健康“大敌”

在当今社会，随着人们生活水平的不断提高，营养过剩已成为一个日益严重的问题。营养过剩，看似是生活富足的象征，实则是健康的“大敌”，给人们的身体带来诸多潜在危害。据相关统计，现在我国心血管疾病的患病率处于持续上升阶段，且年轻化趋势明显。殊不知，这一切变化的罪魁祸首是营养过剩。如今，越来越多的人深受营养过剩的困扰。

◆ 肥胖来袭，体形不美观

据统计，全球每 3 个 40 ~ 49 岁的男性中，就有 1 人饱受肥胖的困扰。女性同样对体重问题忧心忡忡，许多人早已投身于减肥的行列之中。更令人担忧的是，越来越多的肥胖者是过度饮食、营养过剩所导致的。当摄入的能量超过身体所需，多余的能量便会以脂肪的形式在体内堆积，导致体重增加，体形变得不美观。

肥胖不仅影响体形的美观，还会带来一系列健康问题，如心血管疾病、糖尿病等。这不仅会对个人的身体健康造成威胁，还会影响人的心理健康，导致自卑、焦虑等情绪问题。

◆ 体重增加，骨关节不堪重负

营养过剩带来的直接影响便是体重的攀升。对于骨骼和关节系统而言，这无疑增加了额外的负担，导致关节需要承受更大的压力。长期的超重状态会加速关节软骨的磨损，进而诱发关节退行性改变，如骨关节炎等，对患者的生活质量造成严重影响。

骨关节炎患者常常会出现关节疼痛、肿胀，严重时甚至会影响其正常行走，导致活动受限。这不仅会影响患者的日常生活和工作，还会增加个人的精神压力和家庭的经济负担。因此，为了避免发生骨关节疾病，我们必须重视营养过剩问题，控制体重，减轻骨关节的负担。

◆ 影响骨骼健康

营养过剩还可能导致骨骼健康受到影响。在某些情况下，过多的营养摄入可能会打破体内其他营养素的平衡，间接干扰维生素 D、钙的吸收和利用机制。比如，体内脂肪过多，会阻碍维生素 D、钙、铁等营养元素的吸收，而过量摄取磷元素，如瘦牛羊肉、蛋类、瓜子、带鱼以及猪肝等含磷量高的食物吃得过多，会抑制钙的吸收，这会提高骨质疏松症的发病风险，还可能引发骨折和其他骨骼问题。

◆ 影响儿童生长发育

营养过剩对儿童的影响也不容忽视。它可能会导致儿童性早熟，影响孩子的身高和心理健康，并可能使儿童过早地患上高血压、糖尿病、肥胖症等。

◆ 百病丛生，影响人体健康

临床医学表明，营养过剩会导致人体代谢异常，除了脂肪堆积导致身材变得肥胖，还会引发糖尿病、高血压、高脂血症、冠状动脉粥样硬化性心脏病、痛风等疾病，会对生命健康构成严重威胁。

这些疾病不仅影响患者的身体健康，还会对其心理健康造成负面影响，导致患者生活质量下降，甚至危及生命。因此，我们必须高度重视营养过剩问题，采取有效措施预防和控制其发生。

◆ 人为什么会营养过剩

究竟是什么原因导致营养过剩呢？答案显而易见——过度饮食。现代社会，美食的诱惑无处不在，快餐、零食等高热量食物充斥着我们的生活。当人体摄入的能量远远超过日常所需时，多余的能量便会转化为脂肪储存在体内。此外，缺乏运动、生活压力大等因素也可能导致营养过剩。

为了维护我们的身心健康、预防疾病的发生，我们必须学会控制自己的饮食欲望，坚持适量饮食的原则，避免养成暴饮暴食的不良生活习惯。同时，适当地增加运动量，养成良好的作息习惯，有助于消耗多余的能量，预防营养过剩。

可怕的内脏脂肪堆积

近年来，“内脏脂肪”这一专业术语逐渐进入公众视野，尽管许多人对其已有初步认识，但深入了解其特性与影响仍很有必要。内脏脂肪，即主要位于腹腔内部的脂肪组织。当其在肠胃等关键区域过度累积时，便形成了内脏脂肪型肥胖，这一健康问题日益受到人们关注。而它的形成，过度饮食有着不可推卸的责任。因为当人进食过多、营养过剩时，就会出现脂肪囤积的现象。

◆ 内脏脂肪，难以察觉的迅速变化

与皮下脂肪相比，内脏脂肪更加隐蔽，无法直接通过触摸感知。皮下脂肪位于皮肤之下，易于观察和测量，而内脏脂肪则深藏于身体内部，其状态难以直观地判断。然而，内脏脂肪在堆积过程中表现出惊人的速度，同时，在空腹状态下，它也能迅速燃烧，这一特性使其在能量代谢过程中占据特殊地位。所以说，多吃会加速内脏脂肪的堆积，为了减少它的堆积，一定要少吃。

◆ 内脏脂肪多一点，健康风险高一分

内脏脂肪不仅关乎体形美观，更与健康状况紧密相连。由内脏脂肪分解产生的游离脂肪酸，可直接通过血液循环进入肝脏，转化为可

能导致高血脂的脂质或诱发糖尿病的血糖。因此，内脏脂肪的增多会增加患糖尿病、高血压等“富贵病”的风险，对身体健康构成严重威胁。

◆ 脂肪囤积，男女有别

在脂肪囤积方面，男性和女性表现出显著差异。男性更容易囤积内脏脂肪，形成苹果型肥胖；而女性则更倾向于囤积皮下脂肪，形成梨型肥胖。这种差异与人类历史中的性别角色分工密切相关：男性需要快速释放能量以应对狩猎等高强度活动，而女性则需要储存长期可用的能量以支持生育和哺乳。因此，男性拥有更多易于动员和燃烧的内脏脂肪，而女性则拥有更多稳定且不易燃烧的皮下脂肪。

苹果型肥胖与更高的健康风险密切相关，因为它反映了内脏脂肪的过度累积。因此，苹果型肥胖的人，应特别关注其健康状况，并采取有效措施进行干预和管理。

综上所述，内脏脂肪不仅影响个体的外观美感，更与健康状况紧密相连。深入了解内脏脂肪的特点及其与性别的关系，有助于我们更好地管理体重、预防疾病，从而维护人体健康与生活质量。

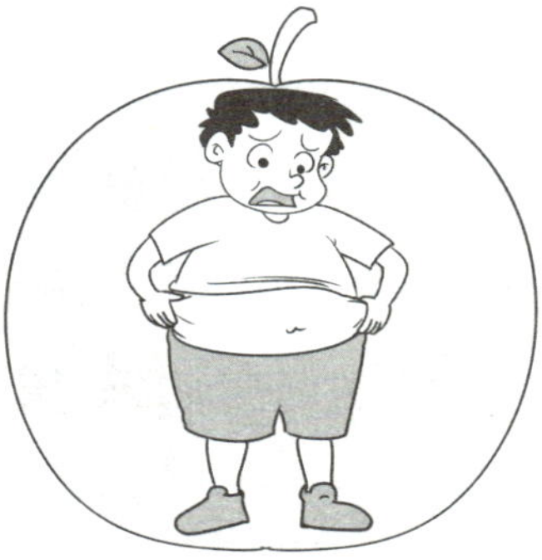

苹果型肥胖

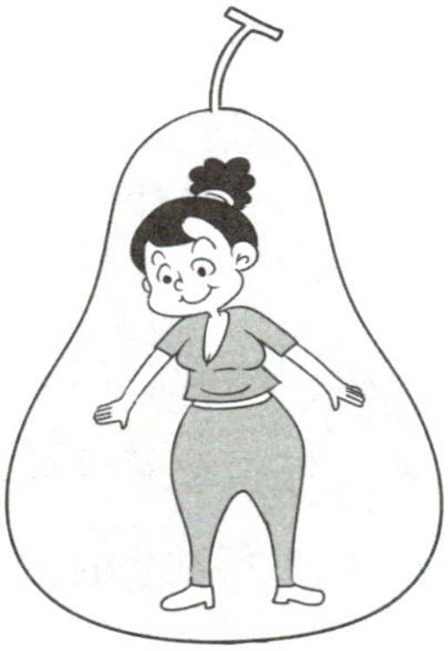

梨型肥胖

吃太多，代谢综合征找上门

当夜幕降临，华灯初上，劳累了一天的人们，不是想要做美味的晚餐来犒劳自己，就是约上三五好友去饭店享受美味。有医学临床数据显示，很多人因为吃得太多出现身体不适而到医院就诊，经检查，多项生化指标出现异常，不仅患有酒精肝等疾病，而且血糖、血脂、尿酸等检查结果严重超标。这就是吃太多、吃太晚，代谢综合征找上门来的结果。

◆ 不堪重负的代谢系统

经常摄入高嘌呤、高脂肪、高热量的食物，人体的代谢系统肯定会不堪重负；而且随着年龄的增长，人的基础代谢量会逐年下降，故各种疾病会随之而来。

◆ 何为代谢综合征

代谢综合征是指人体的蛋白质、脂肪、碳水化合物等物质代谢紊乱的病理状态导致的一组复杂的综合征。它是糖尿病、心脑血管疾病的危险因素，与腹部肥胖或超重、脂代谢异常、高血压、糖尿病、胰岛素抵抗和（或）葡萄糖耐量异常相关。

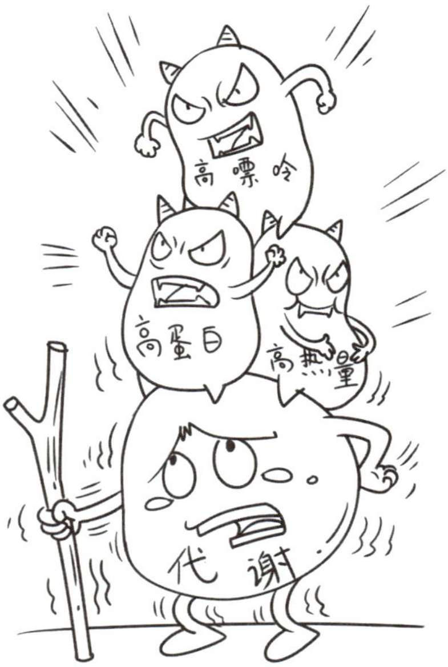

一般来说，代谢综合征具有以下三大特征：

第一大特征：同时有肥胖与“三高”（高血糖、高血压、高血脂）中的至少两种症状。

第二大特征：每 3 ~ 5 名成人中就有 1 名代谢综合征患者。

第三大特征：该病的发生与心肌梗死、脑梗死和肾脏损害密切相关。

◆ 代谢综合征的危害

代谢综合征的危害很多。具体来说，代谢综合征会危害心血管系统。比如，高血糖、高血压、高血脂等会使血管内皮细胞受损，导致脂质更容易沉积在血管壁，形成动脉粥样硬化斑块，这些斑块逐渐增大，致使血管狭窄，影响血液流动。

代谢综合征会危害肾脏。比如，高血糖会使肾脏微血管产生病变，如导致肾小管萎缩、肾小球硬化等，进而影响肾脏的滤过与重吸收功能，最终导致糖尿病肾病。

此外，代谢综合征还会带来诸多健康隐患，如危害代谢系统，导致肥胖加重；使人产生认知功能障碍；高血压肾病；女性代谢综合征还可能与多囊卵巢综合征相互关联；等等。

◆ 代谢综合征诊断标准

中华医学会糖尿病学分会在 2004 年提出了中国人群代谢综合征的诊断标准，并于 2020 年进行了更新。若个体符合以下 3 项或 3 项以上条件者，则可被诊断为代谢综合征。

（1）腰围增大：男性腰围≥ 90 厘米，女性腰围≥ 85 厘米。

（2）高血糖：空腹血糖水平≥ 6.1 毫摩尔 / 升，糖负荷后 2 小时血糖水平（即在摄入 75 克葡萄糖后 2 小时测定的血糖值）≥ 7.8 毫摩尔 / 升，和 / 或已确诊为糖尿病并接受相应治疗。

（3）高血压：血压≥ 130/85 毫米汞柱，和 / 或已确诊为高血压并接受相应治疗。

（4）高甘油三酯血症：空腹甘油三酯（TG）水平≥ 1.7 毫摩尔 / 升。

（5）高密度脂蛋白胆固醇血症（也称“好胆固醇”）：空腹高密度脂蛋白胆固醇（HDL-C）水平＜ 1.04 毫摩尔 / 升。

以上标准旨在帮助医生识别那些存在多种代谢异常、面临更高心脑血管疾病风险的个体。因此，符合以上标准的人，应采取积极的干预措施。要逐步摒弃过量饮食的不良生活习惯，提升身体的代谢率，降低代谢综合征的风险。

过度饮食，长寿基因的“劲敌”

在追求健康长寿的道路上，人们往往会陷入各种误区，其中最为常见的一种误区便是过度饮食。许多人坚信，多吃、吃好就能活得更久，更健康，但事实果真如此吗？有相关研究为我们揭示了过度饮食与长寿之间的复杂关系，揭示了过度饮食实际上是长寿基因的“劲敌”。

◆ 长寿基因，延长寿命的关键因素

长寿基因，与机体代谢、应激能力及抗衰老密切相关，这一特殊基因变异，被视为人类寿命延长的关键因素。在抗衰老领域，人们发现长寿基因能够保护其他遗传基因，使其免受伤害，这一发现具有划时代的意义。长寿基因具有全球普适性。

◆ 长寿基因，基因的守护者

基因（遗传因子）作为生命之源，在日常生活中常因活性氧、紫外线等外界因素而受损。这些“伤痕”在细胞分裂过程中被不断传递，最终导致人体衰老。然而，长寿基因的存在为基因提供了一层“保护罩”，减缓了衰老的进程。

◆ 热量限制，激活长寿基因的钥匙

当热量（卡路里）摄入受限时，长寿基因会释放出保护酶，并与辅助物质结合，共同抵御活性氧和紫外线的侵害。这种保护机制使所有遗传因子能够紧密联合，形成一道坚实的屏障。因此，热量限制成为激活长寿基因、预防衰老的关键。

◆ 过度饮食，衰老的催化剂

然而，当过度饮食导致热量过剩时，辅助酶的辅助物质会因体积过大而无法与酶结合，从而破坏长寿基因的保护机制。此时，遗传因子将暴露在活性氧和紫外线的攻击之下，受损严重，加速人体的衰老过程。

综上所述，为了延长寿命、保持健康，我们需要科学控制热量的摄入，避免过度饮食带来的危害。通过限制热量摄入，我们可以激活长寿基因的保护机制，为遗传因子提供坚实可靠的“保护罩”，从而抵御衰老的侵袭。

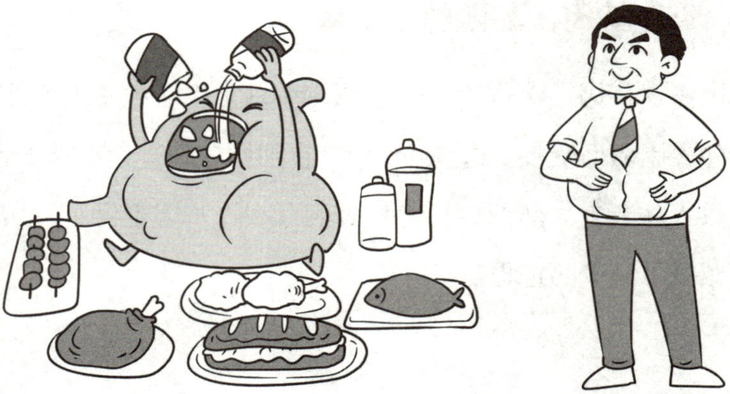

“超加工”食品，致癌风险飙升

“超加工”食品，这个在现代社会无处不在的食品类别，以其独特的口感、便捷的食用方式和诱人的外观，赢得了众多消费者的喜爱。然而，随着健康意识的提高和科学研究的深入，人们逐渐发现这些食品存在着严重危害健康的物质，尤其是其与癌症发病风险有密切联系。

常见的“超加工”食品

各种甜点	冰激凌、巧克力、甜甜圈、蛋糕、糖果等
咸味零食	薯片、干脆面、苏打饼干、锅巴等
高油、高糖类食物	汉堡、比萨、薯条、油条、麻团等
含糖饮料	汽水、含糖茶饮、果汁等

“超加工”食品具有高糖、高脂肪、高热量的特点，长期大量摄入这些食品，不仅容易导致体重增加、肥胖等健康问题，还会显著增加患癌风险。

◆ 使人“成瘾”，体重增加

“超加工”食品之所以令人难以抗拒，是因为其在加工过程中加入了大量的糖、植物油、盐、人工调味料以及各种风味添加剂等。在这些成分的共同作用下，食品在口感、味道和外观上都能满足人们的需求。然而，正是这种满足感，让我们在不知不觉中越吃越多，逐渐对这类食品形成了依赖，甚至可以说是“成瘾”。一旦成瘾，我们往往会失去对食量的控制，导致体重不断攀升，进而威胁到整体健康。

◆ 增加多种癌症的发病风险

“超加工”食品还与多种癌症的发病息息相关。英国布里斯托大学与国际癌症研究机构共同开展的一项研究表明，食用更多“超加工”

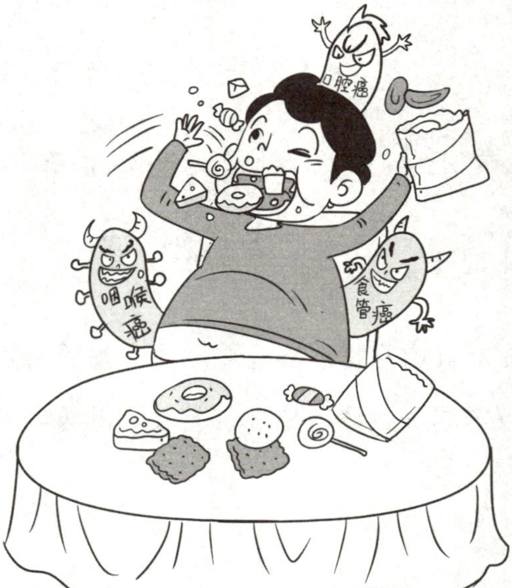

食品可能会导致口腔癌、咽喉癌、食管癌等上呼吸道、消化道癌症的发病风险显著上升。此项研究是对超过 45 万名成年人长达 14 年的饮食和生活方式跟踪数据分析发现的，每多摄入 10% 的“超加工”食品，头颈癌的风险就会增加 23%，食管腺癌的风险则会增加 24%。

因此，为了我们的身体健康，必须警惕“超加工”食品带来的潜在危害。尽量避免过多食用这类食品，以免陷入“越吃越想吃，越吃越胖、健康状况越差”的恶性循环中。不过，改变饮食习惯并非易事，尤其是当我们已经对“超加工”食品产生依赖时。但请记住，健康永远是最宝贵的财富。通过逐步减少“超加工”食品的摄入量，增加天然、未加工食品的比例，我们可以重新找回对食物的掌控权，享受健康的生活方式。

◆ “超加工”食品中潜在的致癌物质

“超加工”食品中的某些成分，如硝酸盐和亚硝酸盐，已被证明可以促进癌症的发展。这些物质可能在人体内转化为致癌物质，从而增加患癌症的风险。

长期食用“超加工”食品可能导致慢性炎症和氧化应激等有害健康的情况。这些情况可能会进一步增加患癌症的风险。慢性炎症是许多慢性疾病、癌症的重要诱因之一。

丙烯酰胺：许多“超加工”食品在高温加工过程中会产生丙烯酰胺，比如薯片、薯条等经过油炸或烘焙的淀粉类食品。丙烯酰胺是一种 2A 类致癌物，动物实验表明它会引发多种器官的肿瘤，虽然对人类致癌的直接证据尚不充分，但长期大量摄入可能增加患癌风险。

亚硝胺：一些加工肉类，如火腿肠、腊肉等“超加工”食品，在加工过程中可能会形成亚硝胺。亚硝胺是一种强致癌物质，在肉类腌制、熏制过程中，添加的硝酸盐、亚硝酸盐等物质，在特定条件下会与肉中的胺类物质反应生成亚硝胺，增加患消化道癌症的风险。

未腌透的咸菜及加工肉类中也含有大量亚硝酸盐。一旦亚硝酸盐进入血液，就会导致血红蛋白丧失运输氧气的功能，从而造成人体缺氧，出现头晕、乏力等不适症状，严重时甚至会陷入昏迷。

多环芳烃：熏烤类的“超加工”食品在熏烤过程中，食品与炭火直接接触或因高温热解，会产生多环芳烃类化合物，其中苯并芘是一种典型的致癌物质，长期摄入含苯并芘的食品，可能引发胃癌、肺癌等多种癌症。

所以，我们要摒弃这些饮食误区，莫要在不经意间将“健康杀手”吃进腹中。

油炸食物，衰老的“催化剂”

很多人在烹饪食物时采取高温油炸的方式，因为这样制作出来的食物酥脆可口，香气扑鼻，让人食欲大增。但是这种烹饪方法是不健康的，长时间大量吃油炸类食物会加速身体的衰老。吃油炸食物是导致机体衰老速度增加的原因之一。

◆ 高温油炸，营养流失

食物在高温油炸过程中，维生素 C、维生素 B 等营养素会大量流失，导致食物本身的营养价值大打折扣。

◆ 进食过多，使人肥胖

油炸食物富含油脂且热量高，长期食用极易导致能量摄入过剩，进而引发体重增加和肥胖问题。肥胖不仅影响美观，而且会对身体健康构成严重威胁。

◆ 热氧化反应，破坏细胞膜

油炸过程中，油脂会发生热氧化反应，生成大量自由基。这些自由基如同“破坏者”，会严重破坏细胞膜的结构，导致细胞功能受损，加速细胞的衰老过程。细胞膜是细胞的生命线，一旦受损，细胞的正常功能将受到严重影响。

◆ 发生聚合，使染色体突变

高温油炸还会使油脂发生聚合反应，生成多聚化合物。这种化合物能对人体内的染色体造成损伤，引发突变，从而加快人体衰老的进程。染色体作为遗传信息的载体，其稳定性对于细胞的正常分裂和增殖至关重要。

◆ 高盐和高糖，导致炎症

油炸食物中的高盐和高糖成分，如同“催化剂”，会加剧人体内的炎症反应。炎症反应是机体对损伤或感染的一种防御反应，但长期过度的炎症反应会对身体造成损害，加速衰老。

◆ 增加心脑血管疾病风险

油炸食物中的油脂会显著提升血液中的胆固醇和甘油三酯水平，促进动脉粥样硬化的形成，从而增加患心脏病和中风的风险。心脑血管疾病是威胁人类健康的一大杀手，其发病与不良饮食习惯密切相关。

因此，为了守护身体健康、对抗迅速衰老的侵袭，我们应明智地选择烹饪方法，尽量减少油炸食物的摄入。通过健康的饮食和生活方式，如增加蔬菜、水果和全谷类食物的摄入，减少油脂和高热量食物的摄入，以及保持适量的运动等，我们可以更好地呵护机体健康，延缓衰老。

为何会不知不觉地吃多

日常生活中，不少人有这样的困扰：明明吃了不少，却没觉得饱，甚至都没意识到自己吃多了，这究竟是怎么回事呢？

◆ 进食太“机械”，忽略身体信号

好多人吃饭时，压根不留意身体发出的饱腹、饥饿之类的信号。要么习惯性地往嘴里塞食物，要么被别的事儿分了心。像边看电视边吃饭，眼睛盯着屏幕，心思全在剧情上，饱腹感信号来了也察觉不到，一不小心就吃多了。

◆ 营养知识匮乏，进食无度

不清楚某种食物热量的高低，也不知道自己一天该摄入多少热量，一不小心就吃多了。比如水果，不少人觉得它健康，就毫无顾忌地猛吃。殊不知，有些水果糖分超高，吃多了可能导致体内血糖升高；就算是低糖水果，摄入过多的话累积起来的糖分也不容小觑。当然，美食的诱惑、自身生理问题等原因也会让我们管不住嘴。

那怎么才能有“不超量进食”的意识，避免吃多而不自知呢？

（1）养成良好的饮食习惯：饮食时间要规律，不要暴饮暴食。尽量挑选营养均衡的食物，远离高热量、高脂肪的垃圾食品，从源头上控制进食量。

（2）重视身体信号：学会倾听身体的“声音”，饿了就适量进食，饱了立马停筷。时不时审视自己的饮食习惯，揪出那些容易让自己多吃的“元凶”并改正。另外，人体饱腹感信号从胃部传到大脑需要20分钟左右。如果进食速度太快，大脑还没收到“吃饱了”的信号，人就已经摄入了过量食物。吃自助餐时就常这样，食物琳琅满目，大家吃得飞快，等感觉到饱时往往已经吃撑了。

（3）优化饮食环境：远离那些充满诱惑的环境，把高热量、高脂肪的零食藏起来。家里可多备些健康食物，嘴馋的时候有更优选择。

第二章
PART 2

少吃一点，益寿延年

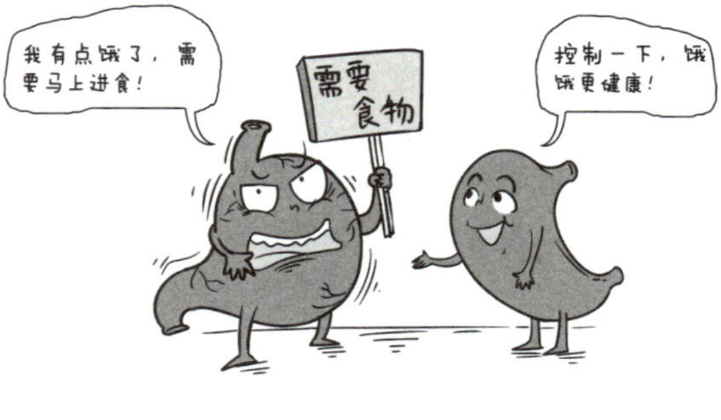

适量节食，增强体质

在快节奏的现代社会中，人们对于健康的追求日益强烈。适量节食，作为一种简单易行且效果显著的健康策略，正逐渐成为众多人关注的焦点。它并非单纯地限制食物摄入，而是通过科学的饮食管理，为我们带来诸多益处，达到增强体质的功效。

◆ 提升代谢功能

适量节食，首先能够显著改善身体的代谢功能。当我们有意识地减少食物摄入时，身体为了维持正常的生理活动，会自动提高新陈代谢率。这不仅有助于维持健康的体重，还能增强身体整体的能量供应水平，使我们在日常生活中时刻保持充沛的精力。

◆ 控制体重

对于许多人而言，肥胖不仅影响人体外观形象，更是多种慢性疾病的诱因。适量节食在控制体重中发挥着至关重要的作用。我们通过精心挑选食物，避免高热量、高脂肪和高糖分的食物，就能够有效地控制体重，从而降低患病风险。有研究显示，适度地减重能够显著改善血糖、血压和血脂水平，为我们的身体内部环境带来积极的改变。

◆ 改善睡眠质量

此外，适量节食还有助于提升人体的睡眠质量。晚餐过量进食往往会导致消化不良、胃部不适等，进而影响夜间的睡眠质量。而保持适度的饮食量，则能让身体在夜间得到充分的休息，维持稳定的血糖水平，减少夜间醒来的次数，提高睡眠质量。良好的睡眠是身体恢复和修复的关键时段，能够让我们以更好的状态迎接新的一天。

◆ 增强免疫力

适量节食还能在一定程度上增强人体免疫力。过度饮食容易使身体陷入慢性炎症状态，削弱免疫系统的功能。而合理的饮食控制则有助于减少炎症反应，提高免疫细胞的活性，使我们的身体更加坚韧，更能抵御疾病和感染的侵袭。

◆ 缓解负面情绪

在压力普遍存在的现代社会，适量节食还能起到缓解人因压力产生的负面情绪的作用。同时，健康的体重和良好的身体状态还能提升我们的自信心和自尊心。

当然，适量节食并不意味着过度节食或完全限制饮食。我们需要找到一个平衡点，选择营养均衡的食物，控制食物的量，避免暴饮暴食。在实践科学节食时，我们可以采取一些简单可行的方法，如使用小碗盛饭，少吃高热量零食，多吃蔬菜、水果和全谷物等。适量节食，可让我们养成良好的生活习惯，收获健康的体魄。

适度少吃，降低病变风险

在快节奏的现代生活中，饮食健康已成为我们无法回避的重要话题。适度少吃不仅是一种健康的饮食理念，更是预防疾病、降低健康风险的明智之举。过量进食不仅会导致肥胖、糖尿病、高血压等慢性疾病，还可能增加罹患癌症的风险。相反，适度控制食量，有助于保持身体轻盈，显著降低这些疾病的发病率。

◆ 规律饮食，细嚼慢咽

适度少吃首先要从饮食习惯入手。现代人常常因为工作繁忙而忽略饮食的规律性，经常饥一顿饱一顿，这样对肠胃的伤害是很大的。建议大家尽量保持每天三餐定时定量，每餐吃到七八分饱即可，避免暴饮暴食。此外，还要注意细嚼慢咽，这样有助于食物的消化吸收，减轻肠胃负担。

◆ 营养均衡全面，合理搭配

在食材的选择上，要注重营养均衡全面。多吃蔬菜、水果、全谷类等富含纤维的食物，它们不仅能增加饱腹感，还有助于促进肠道蠕动，预防便秘。同时，适量摄入优质蛋白质，如鱼、瘦肉、豆类等，以满足身体对营养的需求。避免过多摄入高脂肪、高糖、高盐的食物，这些食物不仅容易导致肥胖，还会增加患高血压、糖尿病等疾病的风险。要保证饮食的多样性，合理搭配，以补充身体所需的各种营养物质。

◆ 避免极端节食，保证营养摄入

适度少吃，并不意味着完全不吃。有些人为了减肥或保持身材，会采取极端的节食方法，这是不可取的。身体需要各种营养素来维持正常的生理功能，长期缺乏营养会导致身体机能下降，反而会增加患病的风险。因此，在适度少吃的同时，要保证营养的均衡摄入。

◆ 结合运动，提高身体素质

除了饮食上的调整，适度少吃还需要结合适当的运动。运动可以帮助消耗多余的热量，增强身体素质，提高免疫力。建议大家每周至少进行150分钟的中等强度的有氧运动，如快走、慢跑、游泳等。同时，还可以进行一些力量训练，增强肌肉力量，提高基础代谢率。

◆ 控制血糖，预防糖尿病

适度少吃有助于控制血糖，预防2型糖尿病的发生。高热量、高糖饮食会导致胰岛素抵抗，进而引发血糖升高。通过减少热量摄入，特别是减少精制糖和高碳水化合物的摄入，可以有效降低血糖水平，减少胰岛负担。研究表明，适度少吃可以显著降低糖尿病患者的血糖水平，并减少药物使用。

◆ 降低胆固醇，保护心脑血管健康

适度少吃还有助于降低血液中的低密度脂蛋白（LDL）胆固醇水

平，这种胆固醇被称为“坏胆固醇”，因为它会在动脉壁上形成斑块，增加心脏病和中风的风险。通过减少饱和脂肪和反式脂肪的摄入，增加膳食纤维的摄入，可以有效降低低密度脂蛋白胆固醇水平。研究表明，适度少吃可以显著降低心脑血管疾病的发病率。

◆ 减少炎症，预防慢性疾病

适度少吃还可以减少体内的慢性炎症，慢性炎症在许多慢性疾病过程中起关键作用，包括心脏病、糖尿病、关节炎和癌症等。高热量、高脂肪饮食会使体内的炎症水平上升，而富含抗氧化剂的食物，如水果、蔬菜和全谷类食物等，可以减少炎症。研究表明，适度少吃可以显著降低体内的炎症水平，减少慢性疾病的发生。

◆ 逐步调整，养成习惯

当然，适度少吃并不是一蹴而就的过程，需要我们在日常生活中逐渐调整和适应。在开始阶段，我们可能会感到饥饿或不适，但随着时间的推移，身体会逐渐适应这种饮食方式，我们也会发现自己的精神状态和身体状况都有所改善。

总之，适度少吃是一种健康的生活方式。通过合理控制饮食，保证营养均衡，结合适当的运动，我们可以有效地降低患病风险，提高生活质量。

饿一饿，青春常驻不是梦

生活中，美食的诱惑常常让人难以抗拒。然而，过度地饮食不仅可能导致肥胖和其他健康问题，还可能加速衰老。近年来，“饿一饿，更长寿”的观点逐渐受到人们的关注。那么，这种说法有何科学依据呢？

◆ 饥饿感对身体的积极影响

适度的饥饿感能够激活身体的自噬机制，这是一种细胞自我清洁的过程。通过自噬，细胞能够分解并清除内部的废物和损伤部分，从而维持细胞的健康状态。这种机制有助于延缓衰老，并降低多种慢性病的发病率。

此外，饥饿感还能促进身体分解储存的脂肪，将其转化为能量。这不仅有助于控制体重，还能提高代谢率，增强身体的整体健康水平。

◆ 饥饿感与衰老过程的关联

科学研究表明，饥饿感与衰老过程密切相关。在动物实验中，适度的饥饿处理能够显著延长果蝇的寿命。同样，在人类身上也有类似的研究结果。例如，哥伦比亚大学的研究发现，减少 25% 的热量摄入能够减缓健康成年人的衰老速度，并降低死亡风险。

这些研究结果表明，适度的饥饿感本身就足以对身体健康产生积极影响，甚至延长寿命。

◆ 饥饿感对疾病的预防作用

适度的饥饿感不仅有助于延缓衰老，还能预防多种疾病。

首先，饥饿感能够提升身体的自噬水平，促进体内垃圾物质的清除和废物的代谢，从而提高身体的抵抗力，降低疾病的发生率。

其次，适度的饥饿感有助于改善血糖、血脂和血压水平。通过减少热量摄入，身体能够摆脱超负荷代谢的状态，脂肪囤积减少，从而降低患糖尿病、高血压等慢性疾病的风险。

最后，饥饿感还能提高大脑的记忆力和预防老年期痴呆。研究表明，饥饿时产生的某些激素能够刺激大脑的学习和记忆功能，从而提高大脑的健康水平。

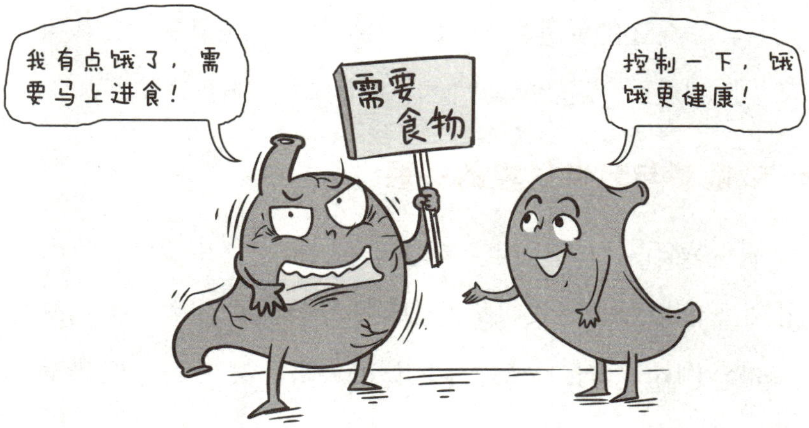
我有点饿了，需要马上进食！
需要食物
控制一下，饿饿更健康！

◆ 饿一饿，有助于美容

肤色暗沉发黄，皮肤粗糙、长痘、长斑、生暗疮等，都与皮肤表层和身体内部的毒素有关。比如，宿便中的毒素被肠道吸收后，进入血液循环，会遍布人体各个器官与组织细胞中，从而影响皮肤状态。

我们在少食的情况下，一方面身体会消耗多余的脂肪；另一方面，肠胃负担减轻，食物的消化、吸收、排泄更为顺畅，减少了食物残渣在肠道内的停留时间，从而减少肠道内产生毒素的可能性，身体的排毒器官如肾脏、肝脏等也能更好地工作，可以更顺利地将毒素排出去，改善皮肤状态。

◆ 如何适度饥饿

适度饥饿对身体健康有益，如何把握这个“适度”是其关键。对于大多数人来说，每顿吃七八分饱是个简单且实用的方法。此外，还要注意营养均衡，确保日常饮食中包含足够的蛋白质、维生素和矿物质等。

“饿一饿，青春常驻不是梦”这一观点并非空穴来风。适度的饥饿感能够刺激身体产生一系列积极的生理反应，从而延缓衰老并预防多种疾病。然而，在实施适度饥饿时要注意方法得当，避免过度饥饿对身体造成不良影响。通过合理的饮食控制和适当的饥饿感，我们可以更好地保持身体健康，延缓衰老，享受高质量的生活。

空腹疗法，增强免疫力

在快节奏的现代生活中，我们常常被各种健康问题所困扰。而近年来，空腹疗法逐渐吸引了人们的目光。该方法主张在特定时段内禁食，使身体得以充分的休息与恢复，进而增强免疫力，促进健康生活。免疫力，是机体抵抗感染的能力，简而言之，就是白细胞的功能体现。白细胞如同血液中的清道夫，负责吞噬细菌、癌细胞及体内废物，是身体内负责防御的“安全卫士”。

◆ 人体的免疫系统

人体免疫系统由免疫器官（胸腺、淋巴结、骨髓等）、免疫细胞（淋巴细胞、巨噬细胞、粒细胞）和免疫分子（细胞因子、补体系统、免疫球蛋白）组成。

白细胞是免疫力发挥作用的关键，分为粒细胞、单核细胞和淋巴细胞。

正常成年人血液白细胞（4~10）$\times 10^9$/ 升，它们有吞噬代谢废物，处理过敏原、病原菌、癌细胞等作用，可以净化血液，维护人体健康。

◆ 太饱时，白细胞缺乏“战斗力”

当我们饱餐之后，血液中养分增多，白细胞也因“饱食”而活力下降。若此时细菌入侵或癌细胞产生，白细胞就可能出现无力吞噬的现象。所以说，一个人的饱食状态意味着免疫力正在减弱。

◆ 空腹时，白细胞更有活力

空腹时，血液中养分减少，白细胞也随之“饥饿”。此时，若细菌或癌细胞出现，白细胞将迅速行动，吞噬异物，“工作效率”显著提升。这是内环境稳定性在发挥作用，通过降低食欲和营养状态，使白细胞“饥饿”，从而提升免疫力。简而言之，空腹能增强白细胞的活性，提高免疫力。免疫力增强后，不仅生病概率降低，已患病者也能更快康复。

◆ 空腹疗法的应用

减少早餐的热量摄入：许多人习惯性地在早上多吃一点，尤其喜欢食用油条、糖糕等高脂肪、高热量的食物，长期这样对身体健康影响不良。我们可以选择一些营养丰富、热量较低的食物，比如水煮鸡蛋、荞麦面包等。这样有助于身体进入空腹状态，使免疫系统的“杀敌能力”持续“在线”。

尝试间歇性断食：间歇性断食是一种有效的空腹疗法。可以选择每天安排半天的空腹时间，让身体在某些时段内完全休息。这样不仅能提升代谢功能和消化能力，还能激活免疫细胞。

结合适度运动：定期进行适度的运动，如散步、瑜伽等，能使身体机能保持良好的运转状态。适度运动不仅能增强身体素质，还能促进新陈代谢，有助于空腹疗法的效果发挥。

◆ 空腹疗法的益处

空腹疗法不仅能增强免疫力，还有其他益处。比如，空腹状态下，体内会分泌一种名为“内啡肽”的物质。内啡肽被称为“快乐激素”，它有助于缓解压力和焦虑，让人感到愉悦。这种积极的心理状态有助于提升免疫力。

此外，空腹还有助于身体的排毒功能。当我们不进食时，消化系统得以休息，体内的代谢废物能够被有效地清除。这对于预防便秘和排出体内的毒素都是非常有益的。

◆ 空腹疗法的注意事项

虽然空腹疗法具有诸多益处，但并非适用于所有人，特别是儿童、孕妇或有特殊疾病的人群，建议其在专业人士的指导下进行相关尝试。

此外，空腹疗法并非意味着完全不吃东西。保持适度的饥饿感即可，以免过度节食导致身体不适。在日常生活中，可以尝试结合个人实际情况进行实践，从而享受健康带来的美好体验。

饥饿素，让头脑更清醒

在高强度的学习和工作中，我们有时会感到头脑昏沉，思维迟钝。为了提神醒脑，许多人依赖于咖啡或功能性饮料，但这些并非长久之计。近年来，越来越多的研究指出，适当断食或许是一种帮助我们的大脑恢复活力，达到头脑清醒状态的更为自然、有效的方式。

◆ 饥饿时，胃会分泌饥饿素

肚子饿的时候，胃会分泌饥饿素，这种激素主要活动在下丘脑里，具有增强食欲的功能。当我们断食时，血液中饥饿素的浓度会变高；一旦我们开始进食，血液中饥饿素的浓度就会开始降低。具有和饥饿素相反作用的，是脂肪细胞所分泌的瘦素。当瘦素增加时，就会刺激饱腹中枢，进而抑制摄食中枢，使食欲下降。

◆ 提高认知能力和记忆力

美国耶鲁大学的科学家曾做过一个实验，当人们感到饥饿时，大脑竟然会变得更加敏锐和聪明。研究表明，当饥饿素分泌时，大脑中负责记忆和学习的海马区血流会变得更加畅通，思维能力也随之大幅提升。

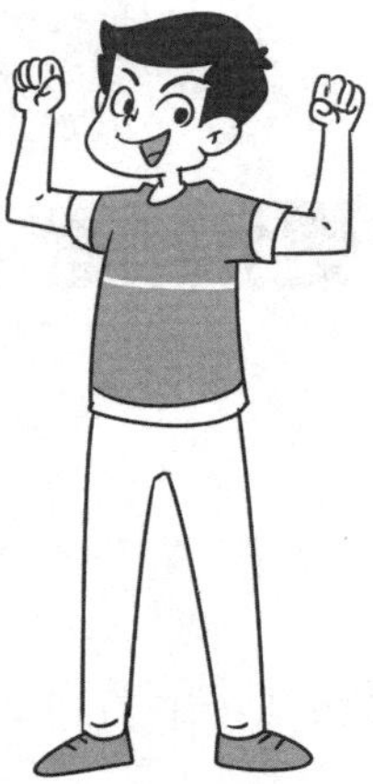

苗条的人，血液中饥饿素的浓度都比较高

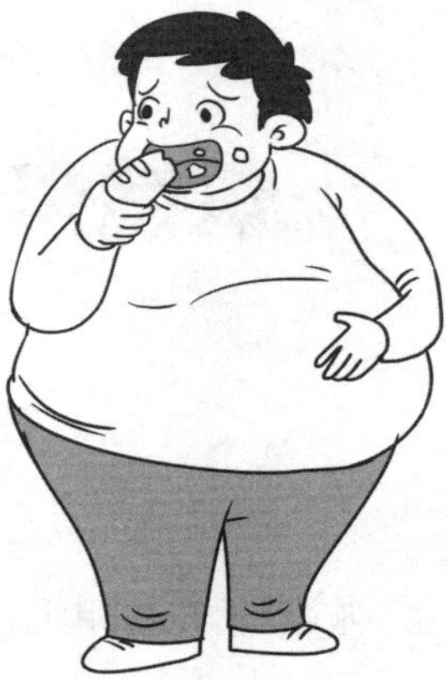

肥胖的人，血液中饥饿素的浓度则比较低

通常情况下，大脑把葡萄糖作为能量来源。但在你没吃东西的时候，大脑就会启动一种自我保护机制，开始利用存储在体内的脂肪来提供能量。这种转变不仅减轻了大脑的负担，还促进了神经元的生长和连接，从而提高认知能力和记忆力。

更有趣的是，加拿大的欧文斯博士研究发现，在断食期间，大脑的能量来源发生了奇妙的变化；葡萄糖只提供了30%的能量，而“酮体”(即β-羟丁酸)提供的能量高达50%，剩下的20%的能量则由α-氨基氮和乙酰乙酸提供。这是因为当我们处于饥饿状态或是血糖不足时，用于供能的葡萄糖减少，机体会自动分解脂肪来继续提供能量。就是在这个过程中，脂肪酸会被转化为乙酰辅酶A，当乙酰辅酶A进一步在肝脏中氧化分解时，酮体也随之产生了。

简单来说，当人体感到饥饿时，大脑会变得更加聪明和敏锐。这不仅是因为血液流动的改变，还因为大脑开始利用脂肪作为能量来源，从而提高了思维能力和记忆力。所以，偶尔饿一饿，可能对你的智力发展大有裨益。

◆ 促进脑细胞再生

有研究发现，饥饿素还能刺激脑细胞分裂和扩增，防止脑细胞老化。而新生的脑细胞更易被外部环境激活，使记忆力增强。这种脑细胞再生的作用有利于大脑整体功能的提升，使人在饥饿状态下更加清醒和敏锐。而且这也意味着饥饿素有可能成为治疗帕金森病等神经退行性变性疾病的新疗法。

◆ 饥饿素与健康维护

除了让大脑更聪明，饥饿素还在其他方面发挥着重要作用。例如，它能够调节睡眠周期，影响味觉感受以及参与葡萄糖代谢等。这些功能共同维护着人体的健康状态。

再比如，近些年来，有研究表明，适量的饥饿素对心血管系统具有一定的保护作用。饥饿素可通过作用于血管内皮细胞，促使释放一氧化氮，使血管舒张，从而降低血压。同时，饥饿素可以促进心肌细胞的存活和修复，使心脏的收缩能力增强。而且，饥饿素还可抑制血小板的聚集，降低血栓形成的风险。

需要注意的是，饥饿素水平并非越高越好。在某些情况下，如肥胖或某些内分泌疾病中，饥饿素水平异常升高或降低会导致食欲失常和相关健康问题。若饥饿素水平异常，会危害心血管系统。比如饥饿素长期处于高水平，可能会导致血脂异常。因此，保持饥饿素水平的稳定对于维护身体健康至关重要。

断食排毒，给身体“大扫除”

在现代社会，环境污染、职场压力和不良饮食习惯等因素造成我们体内的毒素不断积累。这让我们的身体像一个充满垃圾的房间，急需大扫除。而断食，这一养生秘诀正因其独特的排毒效果，越来越受到人们的青睐。

◆ 断食，清除宿便的好方法

“宿便”是指肠道中堆积的废物，它们就像一颗隐形的炸弹，随时可能引爆健康危机。过度进食会让这些废物在肠道里越积越多，如果不及时排出，可能会引发便秘、肠麻痹等问题。更可怕的是，宿便中的毒素会被肠壁重新吸收，增加心肌梗死、脑梗死和癌症等疾病的患病风险。

断食，可以让肠道得到休息和调整，增强其排泄功能，将这些有害废物彻底排出体外，让身体变干净、更轻盈。这种自然的排毒方式不仅有助于缓解便秘和其他消化系统问题，还能改善肠道健康，提高营养吸收效率。

◆ 断食，净化血液好助手

断食期间，能减少或暂停油脂类和高糖类等易使人体致病的食物摄入。这样一来，既可减轻肠道的负担，使之变得更通畅，有利于体内毒素和垃圾的顺利排出，又能减轻肝脏和脾胃的负担，让身体有更多的空间和力量去清除血液中的毒素，合成对身体有益的活性物质，为身体创造一个干净的内部环境，从而改善健康状况。

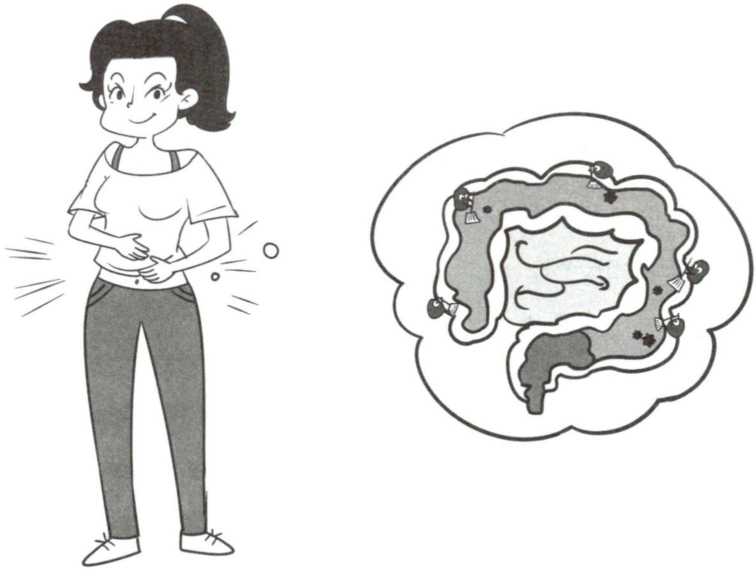

血液的净化不仅能提高身体的整体健康水平，还能增强各个器官的功能，特别是心脏和大脑。干净的血液能更好地输送氧气和营养物质，促进细胞修复和再生，延缓衰老过程。

◆ 排出环境毒素，筑起健康防线

我们生活的环境中充满了各种毒素，从医药用品、农药残留、食品添加剂到空气污染物等，这些有毒物质不断侵入我们的身体。此外，家里的化学建筑材料、洗涤剂和化妆品等也是毒素的来源。这些被称为“环境毒素”的物质对我们的健康构成了严重威胁。

日本三重大学医学部的试验显示，某些洗发水和护发产品对身体的危害巨大。然而，消费者往往被其广告所迷惑，选择使用这些产品。日本甲田医生与神户大学医学部的教授共同研究发现，断食不仅能分解体内脂肪，还能排出大量堆积在脂肪上的有毒物质。此外，二噁英和双酚 A 等环境毒素也可以通过断食排出体外。这表明，断食是一种较为有效的排毒方式。

身体里的毒素若悄无声息地堆积了起来，断食作为一种温和而效果显著的排毒方式，则可为我们开启一条排毒新路径。它不仅可以清除体内的毒素和废物，还能促进新陈代谢、提高消化功能、增强免疫力等。长期坚持断食排毒有助于改善身体素质，有效预防慢性疾病的发生，从而让身体的内部环境“旧貌换新颜”，让我们每天都活力满满、精神抖擞。

“不吃饭”，人更有力量

在现代社会，饮食观念不断变化，有一种看似矛盾的说法——“不吃饭，人更有力量”，逐渐引起了人们的关注和思考。这里“不吃饭”并非指完全绝食或长期不进食，而是强调有意识地控制饮食，通过合理的间歇性禁食等方式，给身体带来积极的影响，从而让我们拥有更多的能量和力量。

◆ 身体的自噬与更新

我们需要明确的是，“不吃饭”其实是让我们重新审视饮食与健康之间的关系，摒弃过度进食和不健康的饮食习惯。间歇性禁食就是其中一种常见的方法，它是指在一段时间内有意识地限制食物摄入，让身体进入一种特殊的代谢状态。

当我们偶尔“不吃饭”，例如进行短期的间歇性禁食时，身体会启动一种被称为“自噬”的机制。自噬是身体细胞自我清洁的一种机制，它可以清除受损的细胞器和代谢废物，为身体的细胞更新和修复提供良好的环境。这种清理有助于维持细胞的正常功能，提高身体的基础代谢率，从而使我们在日常活动中表现出更有活力的状态。

◆ 激素调节与能量稳定

从激素的角度来看，“不吃饭”也能带来积极的变化。例如，在间歇性禁食期间，身体会减少胰岛素的分泌。胰岛素是一种与能量储存相关的激素，当其水平降低时，身体更容易消耗储存的能量，如脂肪。这不仅有助于控制体重，还能为身体提供稳定、持久的能量来源，减少因血糖波动而导致的能量骤降和疲劳感。

◆ 饮食质量的提升

“不吃饭”还能促使我们更加关注饮食的质量。当我们有意识地限制进食的频率和数量时，我们会更加谨慎地选择食物，倾向于摄入营养丰富，富含维生素、矿物质和蛋白质等的食物。这样才能够为身体提供优质的营养，增强身体的免疫力等。

◆ 心理健康状况的改善

现代社会，许多人面临着饮食失调和情绪饮食的问题。过度进食常常是应对压力、焦虑和情绪低落的一种方式，但其在带来短暂的满足之后却会导致更多的负面情绪和身体不适。通过间歇性禁食等控制饮食的方式，我们能够打破这种不良的循环，用更健康的方式来应对压力和情绪问题，提高自我控制能力和心理健康水平。

然而，并不是每个人都适合间歇性禁食。孕妇、哺乳期妇女、糖尿病患者、低血糖患者等特殊人群应在医生的指导下进行饮食调整。

所以，只要我们以科学、合理的方式来进行饮食调整，就能享受到“不吃饭”带来的诸多益处，拥有更有活力的生活。

少吃一点，健康快乐多一点

在这个快节奏、高压力的现代社会，食用美食往往成为我们放松和奖励自己的方式。然而，饮食过量的习惯不仅对身体健康造成了威胁，也在无形中影响了我们的心理状态和生活质量。“少吃一点，健康快乐多一点”，这不仅是一句简单的饮食箴言，更蕴含着深刻的健康智慧。

◆ 吃得少一点，健康多一点

科学研究表明，适量饮食对身体健康至关重要。过量摄入食物，特别是高热量、高脂肪的食物，会增加肥胖症、心脑血管疾病、糖尿病等慢性病的患病风险。相反，适度控制饮食量，有助于维持健康的体重，促进新陈代谢，增强免疫力。

以肥胖为例，过多摄入热量会导致体内脂肪堆积，进而引发一系列健康问题。而少吃一点，不仅能够控制体重，还能减轻脏器负担，降低患病风险。此外，适量饮食还能改善睡眠质量，提高精神状态，从而形成良性循环。

◆ 吃得少一点，快乐多一点

除了健康方面的益处，少吃一点还能带来心理上的愉悦感。现代社会，很多人将暴饮暴食作为缓解压力和解决情绪问题的方式，但它带来的短暂的满足感，往往伴随着更深的焦虑和负罪感。相反，通过控制饮食，我们不仅能够培养自律的精神，还能在饮食过程中获得更多的满足感和幸福感。

此外，少吃一点还能让我们更加珍惜每一口食物，更加注重饮食的质量和口感。这种对食物的敬畏之心，不仅能让饮食变得更加有趣和有意义，还能让我们在品味生活的过程中收获更多的快乐。

◆ 实现少吃的方法

综上所述，少吃可以获得健康和快乐，但实行时一定要注意以下几点：

（1）需要长期坚持：把它当成一种长期的、可持续的生活方式，而不只是为了减肥而短期节食。

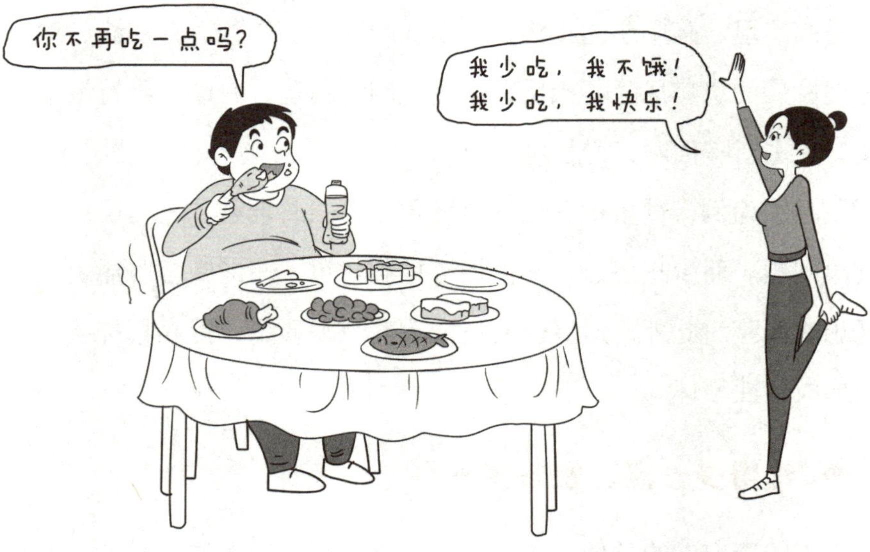

（2）需要灵活调整：不要太刻意，少吃一些零食，减少一餐饭，或者断食一天都可以。当然，如果能制订适合自己的计划那就再好不过了。

（3）多样化饮食：摄入的营养要能满足人体的基本需求。单一食物所含的营养素种类不够齐全，或比例不合适，难以满足人体对营养的全面需求。所以，减少食物总量，前提是要合理搭配，饮食中肉、蛋、奶、蔬菜、水果、豆类、粗粮等都要有一些。

（4）合理安排饮食时间：少吃也要定时定量，保持规律的饮食习惯，不暴饮暴食，或者长时间不进食。可使用小餐具，少吃多餐，这样有助于维持血糖稳定，减少饥饿感。

当然，有些人在刚开始尝试断食的时候，会感到焦虑。我们可以将之归咎于断食期间人体分泌的去甲肾上腺素，因为它会使人的血压升高，从而加速心脏的跳动，让神经系统变得更加敏锐。通常情况下，1 ~ 2 周人体就会适应去甲肾上腺素增多这一情况，焦虑感就会慢慢消失。

“少吃一点，健康快乐多一点”，这不仅是一种饮食理念，更是一种生活态度。通过控制饮食量，我们不仅能够改善身体健康状况，还能在心理层面获得更多的满足感和幸福感。

从饮食入手，为寿命“加码”

早在公元前 400 年，“医学之父”希波克拉底就断言：“寿命是从嘴里省出来的。”无独有偶，我国古代的先人们也早早察觉，饱食对身体有害，节制饮食却能抗衰延年。南朝齐梁时期的医学家陶弘景就曾讲过：“所食愈少，心愈开，年愈寿；所食愈多，心愈塞，年愈损焉。”养生圈里也流传着“七八分饱人不老”的说法。为什么少食就能助人长寿呢？

◆ 饱食是健康“杀手”

虽说长期饥饿弊端诸多，但长期饱食的危害同样不容小觑，甚至还会折损寿命。

首先，饱食会让消化系统不堪重负，长期处于“加班”状态，使得内脏器官过早老化，免疫功能也随之下降，寿命自然就受到间接影响。

其次，各种“现代文明病”“富贵病”频发，饱食就是重要诱因之一，这些病症一旦缠身，寿命往往也跟着“缩水”。

最后，饱食后大量血液会聚到消化系统“帮忙”，大脑供血就会不足，就会缺乏能量以维持身体机能正常运转。长此以往，大脑就可能提前衰老，老年期痴呆、中风等疾病也可能随之找上门，给寿命造成严重威胁。

◆ 控制热量是抗衰“良方”

一方面，饱食百害而无一利；另一方面，科学研究发现，在确保必要营养充足、均衡的前提下“少吃”，能有效减少疾病，助力健康，进而为寿命“添砖加瓦”。

科学家曾拿动物做“热量摄入限制”实验，结果令人惊叹：热量摄入减少 30% 的老鼠，寿命普遍延长了 30%~40%；对猴子的实验也显示，灵长类动物控制热量摄取能延缓衰老。

就拿人体来说，减少热量摄入，让饥饱恰到好处，脾胃就能正常“工作”，消化、吸收功能也能平稳运行，身体及时得到滋养，各项生理机能有序开展。与此同时，血脂、血压也能维持在正常、稳定状态，动脉硬化等问题就能被有效预防。适当少吃，身体还会主动分解囤积的脂肪，将其转化为能量，内脏脂肪少了，健康自然就来了。

◆ 少食激活长寿基因

少食还有个神奇功效——唤醒长寿基因（也就是延缓衰老的基因），让它大展身手。当我们限制热量摄入时，长寿基因释放出的保护酶以及辅助酶等发挥作用的物质会相互结合，形成一道“防护盾”，帮其他基因抵御紫外线、活性氧等带来的伤害，避免因基因“受伤”引发机体衰老。

◆ 抗氧化与抗衰老

氧化堪称衰老的“头号元凶”。吸入人体的氧有 2% 会在氧化酶的催化下转化为活性氧，耗氧量越大，活性氧就越多。这些活性氧在体内就像一群“破坏分子”，肆意损伤细胞，让人体的组织、器官一点点被氧化，疾病、衰老乃至死亡也就接踵而至，就如同物质被燃烧、铁会生锈一般。

而少食恰恰能减少体内氧气的消耗，毕竟吃得少了，消化吸收耗能降低，基础代谢率也跟着下降，对氧的需求自然减少，活性氧生成量随之降低，身体抵御衰老的能力也就增强了，寿命也有望延长。

◆ 饮食小贴士

生活中有不少食物堪称“热量炸弹”，像蛋糕、油炸食品等，稍不留意就会让热量摄入超标。所以，下次食用食物前，不妨瞧一瞧食物营养成分表，算一算总热量，为健康和寿命把好饮食关。

第三章

PART 3

开始少吃前，先做好知识储备

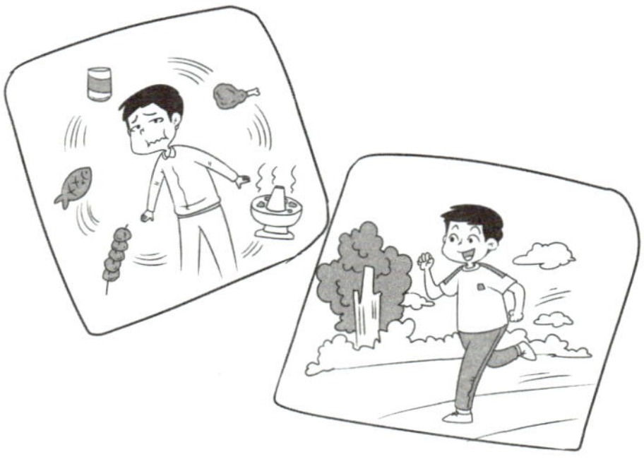

常见营养误区背后的真相

在当今社会，随着生活水平的提高和健康意识的增强，人们对饮食健康越来越关注。营养学作为一门科学，为我们提供了关于食物与健康之间关系的指导。然而，在实际生活中，由于信息传播的混乱和理解的偏差，不少人对营养的认识存在误区。这些误区不仅影响了人们的饮食选择，还可能对健康造成潜在威胁。因此，本文将深入探讨一些常见的营养误区，并揭示其背后的真相。

◆ 食物营养素与补剂营养素的较量

很多人认为，天然食物中的营养素总是优于合成补充剂。他们坚信，只有通过自然途径摄入的营养才是最健康的。然而，这种观念并不完全正确。事实上，一些化合物在补剂形式中更有效，例如姜黄中的姜黄素。科学研究已经证明，姜黄素在补剂形式中的生物利用度远高于天然姜黄。此外，维生素在补剂形式中的生物利用度也可能更高。例如，维生素 B_{12} 在口服补剂中的吸收率远高于食物来源中的维生素 B_{12}。

当然，这并不意味着补剂可以完全替代天然食物。天然食物中的营养素往往以复杂的形式存在，这可能对人体更有益。此外，食物中的其他成分，如膳食纤维、抗氧化剂等，也对健康有重要贡献。因此，在选择营养补充方式时，应根据自身需求和实际情况进行权衡。

◆ 新鲜与冷冻、罐头食品的营养之争

新鲜农产品因其天然吸引力而备受推崇，很多人认为新鲜食物比冷冻食物或罐头食品更有营养。然而，事实并非如此。科学研究表明，新鲜农产品和冷冻农产品在营养成分方面几乎没有区别。事实上，冷冻食物往往是新鲜食物在收获后不久就被处理的，营养成分得到了很好的保留。例如，一些水果罐头在加工过程中，会添加维生素 C 作为抗氧化剂，以防止水果变色和变质。这样就使得罐头食品中的维生素 C 含量比新鲜水果本身更高。

当然，烹饪方式也会影响食物的营养成分。高温烹饪可能会破坏一些敏感的营养素，如维生素 C 和叶酸。因此，选择适合自己的烹饪方式更为重要。例如，蒸煮或炖煮等低温烹饪方法可以更好地保留食物的营养成分。

◆ “天然”标签背后的真相

“天然”标签在食品市场上备受青睐，很多消费者认为带有“天然”标签的食品更健康。然而，这一标签并未受到严格监管。目前，我国对天然食品并没有明确的定义。这意味着，即使食品有天然成分标签，也不能保证其健康性。因此，在选择食品时，消费者应更加关注食品的营养成分和配料表，而不是仅仅被“天然”标签所迷惑。

◆ 净化饮食的误区

净化饮食强调排除某些食物，如动物产品、加工食品等。一些人

认为，通过排除这些食物，可以净化身体，提高健康水平。然而，这种饮食方式可能导致营养不均衡，甚至引发健康问题。例如，纯素食者可能缺乏某些营养素，如左旋肉碱和维生素 B_{12}。这些营养素对维持身体的正常功能至关重要。

◆ 糖摄入量与糖尿病的复杂关系

很多人认为糖是引发糖尿病的元凶。然而，实际上糖尿病主要由胰岛功能失调引起，与摄入的糖关系不大。当然，过量摄入糖分可能导致肥胖，从而增加患糖尿病的风险。对于已经确诊糖尿病的患者来说，严格控制糖摄入量是非常重要的。

总之，营养误区无处不在，它们可能对我们的健康产生负面影响。因此，我们需要保持警惕，树立正确的营养观念。在日常生活中，多了解营养学知识，学会分辨真假难辨的保健信息，才能真正做到吃得健康、活得快乐。

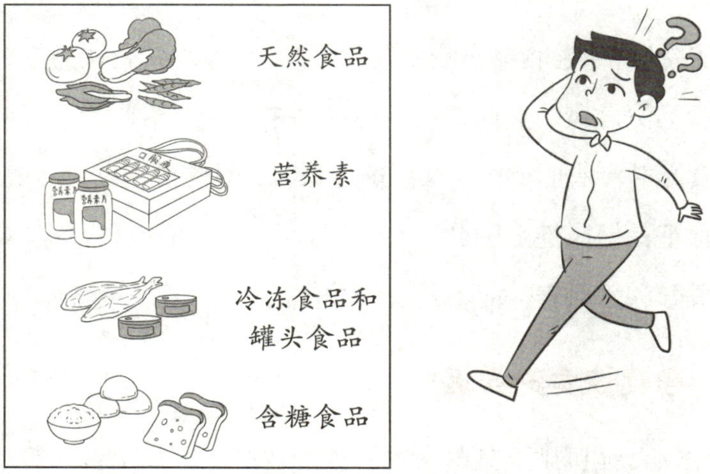

被“妖魔化”的膳食脂肪

在营养认知领域，膳食脂肪常常被误认为是健康的“大敌”。从曾经的“低脂饮食”热潮，到现在市场上随处可见的“零脂肪”标签，脂肪仿佛“罪大恶极”，人人唯恐避之不及。但事实真的如此吗？膳食脂肪背后的真相远比这些标签复杂得多。

◆ 脂肪不可怕，健康需要它

其实，膳食脂肪就是食物中含有的脂肪成分。它没有人们想象的那么可怕，更不是什么“洪水猛兽”。相反，它在我们的体内发挥着不可或缺的作用，是身体能量的重要来源之一，尤其是在长时间、高强度的运动中，脂肪提供的能量占据主导地位，为我们持续运动提供动力。

更为重要的是，脂溶性维生素（如维生素 A、维生素 D、维生素 E、维生素 K）的吸收也离不开脂肪的帮助，这些维生素对人的视力保护、骨骼健康、免疫功能等方面有着重要作用。如果体内脂肪摄入不足，这些维生素的吸收也会受到影响，从而影响身体的健康。

◆ 适量摄取，认真选择

虽然脂肪对人体健康至关重要，但并非所有脂肪都对健康有益。

如饱和脂肪酸和反式脂肪酸的摄入会增加罹患心脑血管疾病的风险。

然而，橄榄油、坚果、鱼类等食物富含的不饱和脂肪酸（包括单不饱和脂肪酸和多不饱和脂肪酸）则对健康大有裨益，适量摄入有助于降低心脑血管疾病的风险，可以改善血脂水平，促进心脑血管健康。

因此，我们要学会选择富含不饱和脂肪酸的食物，同时减少饱和脂肪酸和反式脂肪酸的摄入。

◆ 最佳的脂肪来源

我们从哪儿能找到最佳的脂肪来源呢？下面的食物就是不错的选择。

（1）肉类：选择草饲的牛肉、猪肉、羊肉或家禽，这些肉类中的脂肪含量相对较低，且富含不饱和脂肪酸。

（2）鱼类和海鲜：鳜鱼、鲭鱼、沙丁鱼和鲱鱼等富含 ω-3 多不饱和脂肪酸，对心血管健康非常有益。

（3）蛋类：鸡蛋、鸭蛋、鹌鹑蛋等蛋类食品富含优质蛋白质和脂肪，适量食用有助于身体健康。

（4）烹饪用油：橄榄油、椰子油等富含不饱和脂肪酸，适合用于日常烹饪。

（5）乳制品：全脂牛奶、酸奶和未加工的奶酪等乳制品富含优质蛋白质和脂肪，适量食用有助于骨骼健康。

（6）坚果：松子、核桃和杏仁等坚果富含不饱和脂肪酸和矿物质，适量食用有助于降低患心血管疾病的风险。

（7）水果：橄榄和牛油果等水果富含不饱和脂肪酸和维生素，是健康饮食的好选择。

空腹不可怕，科学对待是关键

在快节奏的现代生活中，空腹的状态似乎已经变得司空见惯。忙碌的工作、不断加快的生活步调，时常让我们忽视胃部的真实感受。然而，空腹并非我们想象中的洪水猛兽，我们应以科学的态度去面对和处理它。

◆ 过量饮食，身体的沉重负担

如今，随着生活物资的极大丰富，人们的生活水平也在稳步提升。然而，这种进步的背后，也隐藏着一种潜在的危机。那就是，如果我们任由自己的食欲无节制地膨胀，就很容易陷入过量饮食的困境。

食物中的各种养分，在我们体内不断堆积。然而，人体并没有一种天生的机制来应对这种饱食状态。当我们过量进食时，消化器官需要承受巨大的负担，长时间处于充血状态。这种状态不仅影响消化器官的正常功能，还会对其他器官的血液供应造成干扰。

长期过量饮食会导致身体的代谢出现障碍，各种疾病也趁虚而入。大肠、直肠和肾脏等器官，由于血液流量不足，其排泄功能会受到严重影响。这样一来，体内的废物无法及时排出，会给健康带来极大的威胁。

◆ 食物短缺，人体自有应对办法

饥饿始终是人类生存的一大威胁。为了应对食物短缺的挑战，人体进化出一系列独特的机能。例如，人体能够巧妙地将多余的营养物质转化为皮下脂肪储存起来，以备不时之需。当无法摄取食物时，这些储备的脂肪便成为维持生命的能量源泉。

◆ 科学空腹，健康之道

空腹是消化系统的准备阶段，也是身体健康管理的重要环节。科学地空腹意味着在合适的时间，以恰当的方式让身体得到休息与恢复。

但是我们要如何科学地空腹呢？

（1）清晨醒来：先喝一杯温开水，唤醒肠胃，为早餐做准备，避免胃酸过多损伤胃黏膜。早餐可食用粥等温和、易消化的食物。

（2）两餐之间：可选择水果或坚果补充能量，但需避免空腹食用刺激性水果。如柿子、香蕉、柠檬、山楂、荔枝和梨等。

（3）晚餐后至睡前：应尽量避免进食，减轻肠胃负担。保持良好的作息习惯，充足的睡眠有助于身体恢复。

（4）适度运动：可在空腹状态下适度进行散步、瑜伽等运动，促进身体的新陈代谢和血液循环。

◆ 空腹的注意事项

对于患有胃病、糖尿病等慢性疾病的人群，空腹可能会加重病情。因此，在空腹时要根据身体状况合理安排饮食和运动。同时，避免在空腹状态下进行剧烈运动或服用某些药物，以免对身体造成不良影响。

“管不住嘴”，是激素在“作怪”

在日常生活中，我们时常会遇到这样的情况：明明自己已经吃饱了，但面对美食的诱惑，还是忍不住想要再吃一口；或是明知道某些食物不利于健康，却依然难以抗拒它们的吸引力。这时，我们往往会归咎于自己的意志力薄弱，但实际上，真相可能并非如此简单——无法控制食欲，是体内的激素在作怪。

◆ 饥饿与激素的微妙关系

当我们感到饱腹时放下筷子，背后其实是一套复杂的生理机制在发挥作用。饱腹感激素是其中的关键“信使”，如瘦素和肠促胰素通过向大脑发送信号，告诉我们“已经吃饱了”。此外，胃内的牵张感受器也在默默守护。当食物进入胃部，胃壁扩张时，这些感受器会感知到压力变化，并迅速向大脑传递停止进食的指令。

然而，这套机制有时会被打乱。例如，进食过快会让饱腹感信号延迟到达大脑，导致我们不知不觉吃过量；高糖和高脂肪食物则可能干扰激素分泌，让身体无法准确感知饱腹感。

为了帮助身体更好地平衡食欲，我们可以采取一些科学策略，如细嚼慢咽、选择高纤维食物和控制食物能量密度等。这些方法不仅能增强饱腹感，还能避免因过量进食带来的健康负担。

倾听身体发出的饱腹信号，是对健康的尊重。通过科学调控饮食，我们可以更轻松地维持能量平衡，享受健康快乐的生活。

◆ 影响食欲的关键激素

胰岛素：作为调节血糖水平的关键角色，胰岛素在血糖下降时会减少分泌，从而引发身体的饥饿感，驱使我们寻找食物来补充能量。

瘦素：它源自脂肪细胞的分泌，其主要职责是调节食欲和能量平衡。当我们的体内脂肪储备增多时，瘦素水平就会水涨船高，并向我们的大脑发送信号来抑制食欲，从而达到减少能量摄入的目的。

胃饥饿素：这种激素产生于我们的胃部，它的主要作用是刺激食欲，增加食物摄入。只有在我们的胃部排空时，胃饥饿素水平才会上升，给人体发出“饥饿”的信号。

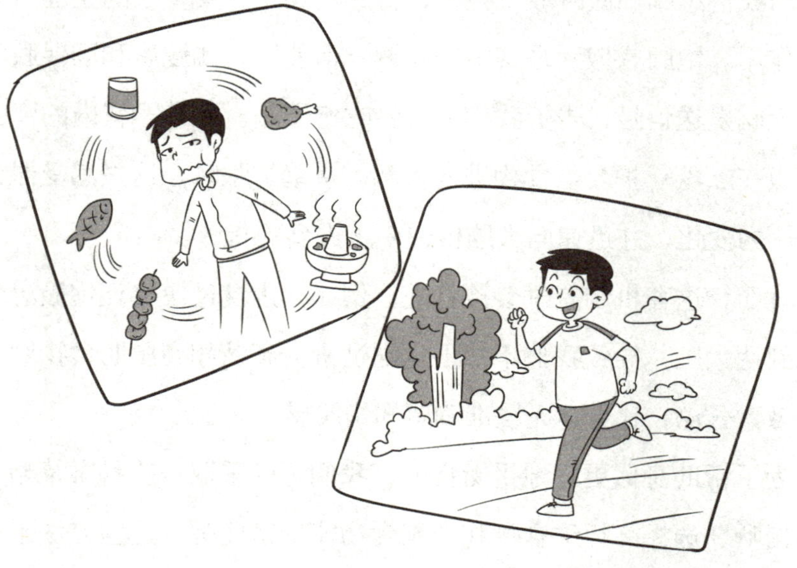

胰岛素样生长因子1(IGF-1)：虽然它的主要作用是促进生长发育，但它也是参与食欲调节的主要激素之一。它能促进胃肠道蠕动，增加食欲，且能改善营养的摄入。它影响食欲和能量代谢的方式是与大脑中的特定受体相结合。

◆ 调控食欲，要科学合理

应对激素影响下的食欲失控，我们可以从合理的饮食和规律的运动入手，帮助身体恢复激素平衡，从而达到有效控制食欲的目的。控制食欲的具体方法包括以下几点：

（1）规律饮食：坚持定时定量的饮食习惯，避免过度进食。

（2）食物选择：优先选择富含纤维和蛋白质的食物，这些成分能有效增强饱腹感，减少不必要的食物摄入。

（3）定期锻炼：进行有氧运动，不仅能提高基础代谢率，还能帮助调节激素水平，进而更好地控制食欲。

总之，食欲失控不一定完全是个人意志力的问题。尤其是在了解激素与食欲的微妙关系之后，我们就能更理性地看待食欲的波动，从而采取科学的措施来控制它。

饥饿，或许是习惯使然

在生活的许多方面，人们都能展现出惊人的自律。然而，在面对食物时，很多人却变得难以忍耐饥饿，似乎总是以此为借口放纵自己。这看似合理，实则不然。问题的根源并非意志力薄弱或自律性差，更不是性格缺陷，而是习惯使然——饥饿感已成为一种条件反射。

◆ 习惯的力量

我们的身体就像一台精密的时钟，会根据日常的饮食规律形成特定的“饥饿时刻”。如果每天都在固定的时间吃早餐、午餐和晚餐，身体便会逐渐适应这些时间点，并在此时分泌与食欲相关的激素，产生饥饿感。即使前一顿饭吃得很饱，到了“约定”的用餐时间，饥饿感依然可能出现。

这一机制在小孩子身上尤其明显。刚开始，他们并不会按时吃饭，甚至有时都难以感知饥饿感。但随着一日三餐规律的养成，孩子们的饮食习惯也会逐渐与时间挂钩，形成按时进食的模式。这种“习惯化的饥饿感”在成年后更是根深蒂固。

◆ 不断进食的坏习惯

现代人的饮食行为早已不局限于一日三餐。频繁地加餐、随手一包零食，甚至一天五六顿的饮食模式，正在悄然改变我们的饮食习惯。刚吃完饭不久，又想吃点零食，这种不断进食的行为并非真正的饥饿，而是逐渐养成的坏习惯。尤其是当我们将“吃东西”与情绪安慰、压力释放联系在一起时，不断进食的诱惑便愈发难以抵挡，进而形成恶性循环。

◆ 外界的诱惑

除了习惯的驱动，外界的环境刺激也会对进食行为产生强烈的影响。比如，你可能在家时毫无食欲，但一旦路过商场的美食区，空气中弥漫的香气、色泽诱人的甜点、琳琅满目的小吃便会激发你强烈的进食欲望。这种反应源于人类的本能，它不完全取决于是否真正饥饿，而是受美食的感官刺激所影响。

事实上，外界的食物诱惑是一种“即时奖励”机制。当我们闻到香味或看到美食时，大脑的愉悦中枢会被激活，释放出让人愉快的化

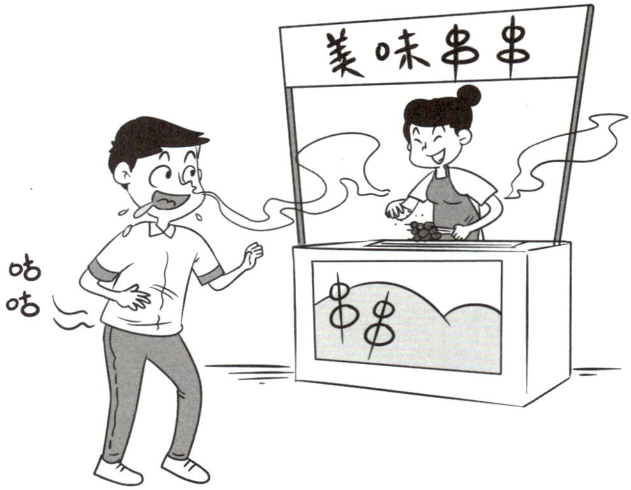

学物质，让我们产生立刻满足欲望的冲动。这并不是自律的问题，而是身体对外界刺激的自然反应。

◆ 打破饥饿的习惯

在现代社会中，饥饿感往往并非源自生理需求，而是由习惯、情绪、环境等多重因素所引发的。打破“饥饿的习惯”，不仅有助于维护身体健康，更能提升我们的生活质量与心理状态。那么，我们该如何打破呢？

（1）限定用餐地点：只在餐桌上用餐，避免在其他地方如书桌上、车内、沙发上、床上等进食。这有助于培养专注的饮食习惯，减少随意进食的可能性。

（2）替换零食习惯：如果在某个时间点总是想吃东西，就用喝水或茶来代替吃零食，这样你可能就会产生饱腹感了，可以减少对零食的依赖。

（3）记录饮食：通过日记或手机应用记录每日的饮食情况，有助于发现并纠正不良习惯。

（4）寻求支持：与家人和朋友分享自己的饮食目标，他们的鼓励和支持会让你更有动力坚持下去。

通过综合运用这些方法，我们可以逐渐摆脱饥饿感的支配，养成健康的饮食习惯。

这些美食，适当吃好处多

品味美食是人生一大快事。但在饮食方面，人们首先应注重食物的多样性，确保人体的营养均衡。同时要遵循少食多餐的原则，避免过度进食加重肠胃负担。可适当吃的美食主要有以下几类：

（1）蔬菜类：如西蓝花、菠菜等，富含维生素和膳食纤维，可清炒或做汤。

（2）水果类：苹果、蓝莓等低糖水果，可直接食用，补充维生素和抗氧化物质。

（3）鱼类：如三文鱼，富含优质蛋白质和不饱和脂肪酸，可清蒸或烤制。

（4）粗粮类：玉米、燕麦等，可提供膳食纤维和复杂碳水化合物，可煮食或做成粥。

同时，适当安排空腹时间，让身体有机会进行自我修复和调整，以更好地实现饮食、养生与空腹的融合。

在饮食、养生与少吃的关联下，除了蔬菜、水果，还可以选择以下美食。

◆ 富含优质蛋白质类美食

1. 豆腐

豆腐富含优质植物蛋白、钙等营养成分。它能提供完全蛋白，含有人体所需的所有氨基酸，易于消化吸收。其钙含量较高，得益于制作过程中使用的石膏或卤水等含钙凝固剂，有助于维护骨骼健康。

制作方法：可以做成麻婆豆腐、红烧豆腐、鲫鱼豆腐汤等，也可以把豆腐拌入凉菜。

2. 鸡蛋

鸡蛋是优质蛋白质的良好来源，还含有多种维生素和矿物质。鸡蛋中含有的氨基酸，易于人体消化吸收，是理想的蛋白质来源。另外，鸡蛋还富含维生素 D、维生素 B_{12} 以及铁和硒等矿物质，这些营养素对维持骨骼健康、神经功能和免疫系统都至关重要。

制作方法：鸡蛋的食用方式多样，可以煮、炒、蒸等，适合各种烹饪需求。比如煮鸡蛋，或者做成鸡蛋羹，简单方便又营养。

3. 鸡肉、鱼肉

鸡肉富含蛋白质，脂肪含量低；鱼肉特别是深海鱼富含优质蛋白质和不饱和脂肪酸，对健康有益。

制作方法：将鸡胸肉煮熟后撕成丝，加入生菜、黄瓜、番茄、玉米粒等，再加入橄榄油、醋、盐、黑胡椒等调料拌匀，做成鸡胸肉沙拉。鱼肉可以清蒸，如清蒸鲈鱼等。

◆ 全谷物类美食

1. 燕麦粥

燕麦富含膳食纤维、蛋白质和多种维生素、矿物质。

制作方法：将燕麦片放入锅中，加入适量水或牛奶，小火煮至浓稠，可根据个人喜好加入水果、坚果、蜂蜜等。

2. 糙米饭

糙米保留了更多的营养成分，比白米饭更健康。

制作方法：将糙米提前浸泡几小时，然后与大米按照一定比例混合煮成米饭。也可以在煮糙米饭时加入一些豆类、蔬菜等，增加口感和营养。

◆ 坚果类美食

坚果如杏仁、核桃、巴旦木等富含蛋白质、健康脂肪、维生素和矿物质等。坚果是植物性蛋白质的良好来源，适合素食者和健身人群。它所含有的大量健康脂肪，对心脏健康有益，有助于降低低密度脂蛋白胆固醇水平。坚果富含维生素 E，这是一种强大的抗氧化剂，有助于保护细胞免受自由基的损害。

制作方法：可以作为零食直接食用，但要注意控制量，避免摄入过多热量。也可以将坚果加入酸奶、水果沙拉中，增加口感和营养。

◆ 制作美食时应遵循的原则

在制作美食时，遵循以下原则可以让你在享受美味的同时保持健康。

1. 清淡烹饪

优先选择清蒸、煮、炖等烹饪方式。这些方法不仅能保留食材的原味和营养，还能减少额外油脂的摄入。例如，清蒸鱼类不仅能保留其鲜美，还能最大限度地保留 ω-3 多不饱和脂肪酸等有益成分。

对于喜欢油炸食物的朋友，可以尝试使用空气炸锅，它能模拟油炸的口感，但热量和油脂含量却大大降低。

使用压力锅炖煮食物，不仅能节省时间，还能使食材更加入味，同时锁住营养。

2. 控制调料用量

减少盐、糖和油的使用量。过多食用盐可能导致高血压，过多食用糖可能增加患糖尿病风险，而过量的油则会增加热量摄入。

选择健康的调料，如橄榄油、醋、柠檬汁等。例如，用黑胡椒、迷迭香或百里香来增添风味。

3. 合理搭配

每餐应包含蛋白质、碳水化合物、脂肪、维生素和矿物质等营养成分。例如，可以选择瘦肉、豆类或牛奶作为蛋白质来源，全谷物或蔬菜作为碳水化合物来源，坚果、种子或牛油果作为健康脂肪来源，水果和蔬菜作为维生素和矿物质来源。

饮食调整，身体的修复之旅

在我们的日常生活中，饮食习惯往往存在诸多不足，需要通过不断修正来达到身体的营养均衡。无论是过量摄入糖分、油脂等，还是蔬菜、水果等摄入不足，都需要我们细心审视并作出相应的调整。

◆ 原始人饮食，回归自然的饮食之道

原始人饮食，又称旧石器时代饮食或穴居人饮食，是现代人模仿史前人类饮食习惯的一种健康生活方式和饮食理念。其主张食用未经加工的食物，如蔬菜、水果、瘦肉、种子、坚果及根茎类食物等，同时避免摄入糖类、乳制品、精制油、盐、酒与咖啡等食物，这一饮食理念不仅是对远古智慧的致敬，更是基于人体消化机制在长期演化中对特定食物类型的适应性。通过减少加工食品的负担，原始人饮食使人体机制与食物和谐共生。

◆ 低糖饮食，重塑代谢的钥匙

低糖饮食是一种通过限制每日糖分和碳水化合物摄入量来达到健康目的的饮食方式。其旨在减少体内糖分的积累，稳定血糖水平，促进脂肪代谢；主张减少或避免高糖分及高碳水化合物的食物，如富含淀粉的蔬菜、水果（部分）、米饭、饼干、面包及甜点等，同时鼓励

食用天然、未加工的食物，并增加脂肪与膳食纤维的摄入。低糖饮食对于减轻体重、预防胰岛素抵抗及其相关疾病，如肥胖、2 型糖尿病、心脑血管疾病等具有显著效果。需要注意的是，低糖饮食并不意味着完全无糖，而是保持营养均衡。

◆ 生酮饮食，更极致的低糖挑战

生酮饮食是以高脂肪、低碳水化合物、适量蛋白质为特点的饮食方式。该饮食方式降低碳水化合物供能的比例，提高脂肪供能的比例，通过代谢产生酮体供能。生酮饮食最初用于治疗癫痫，后被发现可能对阿尔茨海默病、渐冻症、帕金森病及癌症等具有潜在益处。然而，其需在专业医生指导下进行。长期实践生酮饮食需警惕高蛋白摄入带来的肾脏负担，以及确保膳食纤维的充足摄入。

◆ 纯肉饮食，极端选择下的平衡

纯肉饮食是一种以肉类食物为主的饮食方式，主张仅摄入动物性食物，如肉、蛋、奶等，而完全排除植物性食物。这种饮食方式旨在缓解因植物性饮食引起的过敏症状，如疲惫、胀气及关节疼痛等，主要适用于有自身免疫性疾病和严重抑郁焦虑的人群。然而，虽然纯肉饮食能在短期内改善过敏问题，但长期大量摄入肉类会对代谢构成一定负担。因此，选择纯肉饮食时需谨慎权衡利弊。

以上这些饮食方法的共同之处在于减少或避免糖类的摄入，以快速实现减重与体质调整。但每种饮食方法都各有特点和适用人群，为个体提供了更多元化的选择，可助力我们探索更健康的生活方式。

第四章

PART 4

改变饮食方式，实现科学少吃

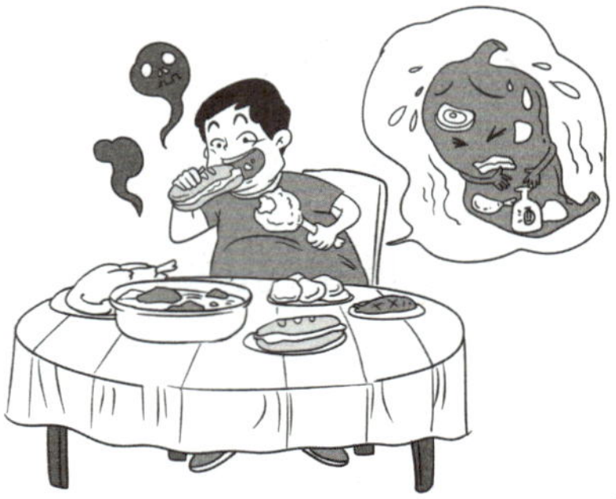

营养金字塔，健康指南

营养金字塔，是一种形象且科学的饮食指南。大部分国家都构建了结合本国实际的营养金字塔，用以引导普通民众均衡饮食，实现膳食平衡。

◆ 最早的营养金字塔

1992 年美国农业部公布了“食物指南金字塔”，这也是最早的“营养金字塔”。它根据食物营养与健康的关系，将日常食物分成“应多吃”（金字塔底座）、“适量多吃”（第二层）、“适量少吃”（第三层）以及 “少吃或不吃”（金字塔顶尖）四大类别。“应多吃”的食物包括大米、谷物、面包和面条；“适量多吃”的食物包括蔬菜和水果；“适量少吃”的食物包括鱼、家禽、蛋、牛奶、奶酪、肉类和干果；“少吃或不吃”的食物包括脂肪和糖类，比如甜点和薯条等。

◆ 《中国居民膳食指南（2022）》

中国营养学会公布的《中国居民膳食指南（2022）》结合我国居民膳食的实际状况，提出平衡膳食八准则：一是食物多样，合理搭配。二是吃动平衡，健康体重。三是多吃蔬果、奶类、全谷、大豆。四是适量吃鱼、禽、蛋、瘦肉。五是少盐少油，控糖限酒。六是规律进餐，足量饮水。七是会烹会选，会看标签。八是公筷分餐，杜绝浪费。

另外，还将食物划分为五层，并形象地设计成“平衡膳食宝塔”，倡导居民每日均衡地食用这五类食物，以防范营养不良与营养过剩。

中国居民平衡膳食宝塔：

第一层：谷薯类食物

谷薯类食物是人体所需能量的主要来源，提供碳水化合物、蛋白质、膳食纤维及维生素 B 等。多种谷类混合食用优于单一食用，成年人每人每日应摄入 200 ~ 300 克谷类食物，特别是要多吃糙米、玉米、全麦面包、粗粮等。

第二层：蔬菜和水果

蔬菜和水果能够为人体提供膳食纤维、矿物质、维生素和胡萝卜素等。通常而言，红、绿、黄色较深的蔬菜和深黄色水果所含营养素更为丰富。成年人每人每日应食用蔬菜至少 300 克，水果 200 ~ 350 克。建议多吃草莓、胡柚、猕猴桃等含糖量低的水果，少吃含糖量高的水果。

第三层：鱼、禽、肉、蛋等动物性食物

这些食物能够为人体提供优质蛋白质、脂肪、矿物质、维生素 A 和维生素 B，成年人每人每天应食用 120 ~ 200 克。推荐每周至少 2 次水产品，每天 1 个鸡蛋。

第四层：奶类、大豆和坚果

奶类除富含优质蛋白质和维生素，含钙量也高，并且利用率高，是天然钙质的极好来源；豆类含丰富的优质蛋白质、不饱和脂肪酸、

钙及维生素 B 等。建议成年人每人每日摄入奶及奶制品 300 ~ 500 克，豆类和坚果类每日摄入量为 25 ~ 35 克。

第五层：烹调油和盐

烹调油主要提供维生素 E 和必需脂肪酸，每天 25 ~ 30 克，并建议少吃动物油和肥肉。中国居民食盐用量普遍较高，而盐与高血压等疾病密切相关，因此必须限制每日盐的摄入量，推荐盐的每日摄入量小于 5 克。

另外，水是膳食的重要组成部分，是一切生命活动必需的物质，其需要量主要受年龄、身体活动、环境温度等因素的影响。在温和气候条件下，低身体活动水平的成年人每天保持饮水量为 1500 ~ 1700 毫升（7 ~ 8 杯）为宜。

当然，仅靠一个营养金字塔难以改变全体国民的饮食习惯，关键在于人们应充分意识到合理饮食的重要性，并在日常生活中逐步养成健康膳食的优良习惯。不同人群有着不同的营养需求，但基本准则是一致的。参照膳食指南，结合自身具体情况，调整饮食，维持均衡的营养状态，为健康的身体奠定坚实基础，这才是良好生活质量的保障。

摆脱“食物成瘾”

食物成瘾是指个体对某些食物产生强烈的心理依赖，并在摄入这些食物时体验到极大的愉悦感。这种依赖并不仅仅是简单的暴饮暴食或压力性进食，而是涉及神经化学层面的改变。摄入高糖、高脂肪的食物会刺激大脑释放大量多巴胺，使人暂时获得满足感。但长期依赖这些食物，可能形成一种类似于药物成瘾的循环状态。食物成瘾已被视为一种精神疾病，不仅影响正常生活，还可能导致肥胖、糖尿病等健康问题。

◆ 食物成瘾的判断

以下 5 个现象是食物成瘾症状，如果符合 1 条以上，那么你很可能已经陷入了食物成瘾的困境。

（1）吃东西停不下来，一旦停止就会出现焦虑、烦躁等不良情绪。

（2）尽管知道多吃会造成损害健康等不良后果，但仍控制不住地继续进食。

（3）进食量或时间超过预期，吃到腹痛、腹胀等胃肠道不适，或导致身体质量指数（BMI）大于 28（含 28），进入肥胖症之列等。

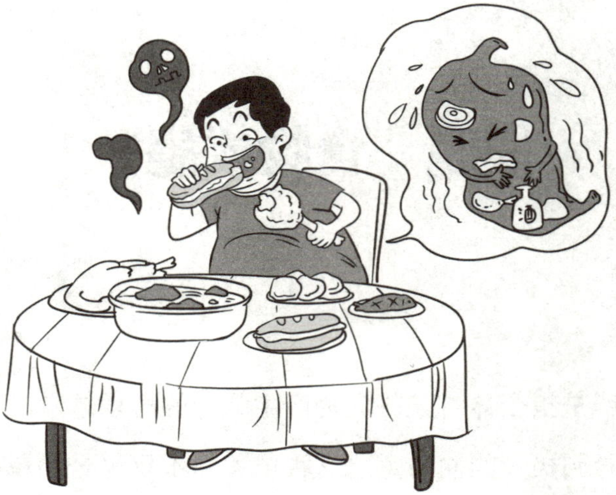

（4）因为进食行为而放弃或减少重要社交活动。

（5）有戒断的意愿，但经多次努力仍不成功。

食物成瘾与情绪化进食或单纯暴饮暴食的本质区别在于：它是一种长期的、反复的行为模式，与心理和生理层面的依赖密切相关。在这种状态下，个体对某些食物失去了控制力，甚至可能出现戒断反应，如情绪波动、焦躁等。

◆ 食物成瘾背后的秘密

多巴胺和内啡肽等激素在食物成瘾中扮演着至关重要的角色。这些激素通过刺激大脑中的奖励回路，带来强烈的愉悦感。一次次的愉悦体验能使大脑牢牢记住这种奖励机制，并不断驱使我们重复进食行为。

这种奖励回路不仅会影响我们的饮食习惯，还会逐渐改变我们的味觉偏好。原本对普通食物的满足感可能变得越来越弱，而对甜食、油炸食品的渴望却愈发强烈。这种机制虽然在短期内带来愉悦，但从长远来看，会增加肥胖、代谢紊乱等健康风险。因此，我们应该了解食物成瘾的成因，并采取科学方式干预。

◆ 戒除食物成瘾的触发源

意识：通过上面提供的 5 个现象判断自己有没有食物成瘾，如果有，一定要正视自己的成瘾问题，不要自暴自弃。

识别：找出那些让你产生强烈渴望且难以控制的食物。一般来说，最常见的主要是精制碳水，以及高糖、高油、高盐食品。

剔除：要下定决心彻底剔除这些触发源和相关行为。

完全戒除触发源以后，虽然初期可能会感到艰难和痛苦，但随着时间的推移，对这些食物的渴望会逐渐减弱直至消失。

◆ 战胜食物成瘾的有效方法

低碳、控糖：从日常食物中剔除高糖食物及精制碳水化合物。

摄入优质脂肪和蛋白质：确保摄入足够的优质脂肪和蛋白质。

定时定量饮食：学会倾听身体的饥饿和饱腹信号，保持规律的饮食习惯，避免过度进食或暴饮暴食。

舒缓压力：通过适当的方式减轻压力，比如听音乐、阅读、散步等。

心理疗法：包括认知行为疗法、支持性心理治疗、精神分析治疗、家庭治疗以及团体治疗，但需要在专业医生的指导下进行。

药物治疗：如果症状持续或加剧，建议在专业医生的指导下服用米氮平或奥氮平进行调理。

蛋白质重要，但不能过量

蛋白质是由氨基酸构成的重要功能物质。它不仅是构成人体细胞和组织的基本物质，还在维持生命活动、促进生长发育、提高免疫力等方面发挥着重要作用。然而，随着生活水平的提高和健康意识的增强，越来越多的人开始注重蛋白质的摄入，甚至有些人为了追求健康而盲目地过量补充蛋白质。殊不知，蛋白质虽好，但过量摄入同样会对身体造成伤害。

◆ 过多摄入蛋白质的危害

肾脏负担加重：蛋白质在体内代谢过程中会产生大量的含氮废物，这些废物需要通过肾脏排出体外。当蛋白质摄入过量时，肾脏需要处理的含氮废物量也会相应增加，从而加重肾脏的负担。

钙流失与骨质疏松：蛋白质摄入过多时，身体为了维持酸碱平衡，会从骨骼中释放钙离子来中和过多的酸性物质，这会导致钙质流失，进而增加骨质疏松的风险。尤其是对于老年人和更年期女性来说，骨质疏松的风险更高，因此应注意控制蛋白质的摄入量。

消化不良与肥胖：蛋白质属于大分子物质，不易被消化系统完全消化吸收。当蛋白质摄入过量时，会增加胃肠负担，导致消化不良，出现腹痛、腹泻等症状。此外，长期摄入过量的蛋白质可能会导致脂肪堆积在体内，引起肥胖。

其他健康问题：除了上述危害，蛋白质过量摄入还可能引发其他健康问题，如肝病、肾病综合征、痛风等。这些问题都与蛋白质代谢紊乱有关，严重时甚至可能危及生命。

◆ 合理摄入蛋白质

遵循膳食指南：《中国居民膳食指南（2022）》建议，成年人每人每日应摄入 60 ~ 70 克蛋白质，具体摄入量可根据个人年龄、性别、身体状况和运动量等因素进行调整。

均衡饮食：保持饮食均衡是合理摄入蛋白质的关键。应适量摄入动物性蛋白（如肉、蛋、奶）和植物性蛋白（如豆类、坚果），避免单一来源的蛋白质摄入过多。同时，还要注意摄入足够的碳水化合物、脂肪、维生素和矿物质等营养素，以维持身体的正常生理功能。

适量运动：适当的运动可以帮助身体更好地利用蛋白质，促进肌肉生长和修复。同时，运动还可以提高新陈代谢率，减少蛋白质转化为脂肪的可能性。因此，建议每天进行适量的有氧运动和力量训练。

避免盲目补充：在日常生活中，许多人为了追求健康而盲目地食用蛋白粉等营养品。然而，过量摄入这些营养品同样会对身体造成伤害。因此，在补充蛋白质之前，请务必咨询专业医生或营养师的建议，并根据自身情况制订合理的补充计划。

◆ 日常饮食中的优质蛋白质来源

在日常饮食中有许多优质蛋白质的来源。其中以下几种最为常见。

1. 动物性蛋白质

（1）牛奶：富含优质蛋白质，同时含有丰富的钙质，有助于骨骼健康。

（2）鸡蛋：被誉为“全营养食品”，蛋白质含量丰富，且易于消化吸收。

（3）瘦肉：如鸡胸肉、瘦牛肉、瘦猪肉等，不仅富含优质蛋白质，而且脂肪含量低。

（4）鱼类：如三文鱼、鳕鱼、金枪鱼等，不仅蛋白质含量丰富，还含有丰富的 ω-3 多不饱和脂肪酸，对心脑血管健康有益。

2. 植物性蛋白质

（1）豆类：如黄豆、黑豆、红豆等，是植物性蛋白质的重要来源。

（2）坚果和种子：如杏仁、核桃、亚麻籽等，含有丰富的蛋白质和不饱和脂肪酸。

3. 其他优质蛋白质来源

（1）酸奶：不仅含有活性益生菌，还富含优质蛋白质。

（2）燕麦：含有丰富的膳食纤维和优质蛋白质，是一种营养均衡的谷物。

蛋白质作为生命活动的重要物质，其重要性不言而喻。然而，过犹不及，过量摄入蛋白质同样会对身体造成伤害。因此，我们在追求健康的过程中，应注意控制蛋白质的摄入量，要遵循《中国居民膳食指南（2022）》的建议，保持饮食均衡和适量运动。

碳水化合物不是减肥的天敌

近年来，“低碳水”减肥法在减肥圈内备受推崇，许多人为了追求苗条的身材，纷纷选择减少米饭、面包等富含碳水化合物的食物的摄入。这种做法，无疑是一种极端的减肥方法，不仅效果难以持久，而且对身体健康并无益处。

事实上，碳水化合物是我们身体的重要能量来源，对于维持正常的生理功能至关重要。它们不仅为我们的大脑提供能量，还是肌肉活动的主要燃料。因此，合理摄入碳水化合物，对于保持身体健康和良好的体能状态至关重要。

◆ 长期摄入不足的危害不容忽视

碳水化合物长期摄入不足可能会导致一系列健康问题。比如，脱发、内分泌失调、抑郁等问题都可能与碳水化合物摄入不足有关。这是因为碳水化合物的缺乏会影响身体的代谢和激素平衡，从而导致这些问题的出现。

发表于《柳叶刀 – 公共卫生》的一项研究结果显示，碳水化合物摄入量与死亡风险之间存在密切关系。当总体碳水化合物摄入量低于40% 或高于 70% 时，都会增加死亡风险。这一发现无疑为我们敲响了警钟，提醒我们在减肥过程中要合理控制碳水化合物的摄入量。

只有当总体碳水化合物摄入量控制在 50% ~ 55% 的时候，死亡风险才会降到最低。这意味着，我们需要在减肥过程中保持饮食的均衡，既要控制热量的摄入，又要确保摄入足够的碳水化合物，以维持身体的正常运转和健康状态。

◆ 碳水化合物的能量供给作用

碳水化合物是三大营养素之一，是人体生命活动不可或缺的能量来源。它的主要食物来源包括谷物、水果、干果、豆类以及根茎类蔬菜等。作为一种高效的能量物质，碳水化合物能快速转化为葡萄糖，为大脑、肌肉和其他器官持续提供能量支持。

其实，碳水化合物并非减肥的“敌人”。适量摄入碳水化合物不仅不会妨碍减脂，反而有助于脂肪的燃烧。人体在缺乏碳水化合物时，会转向利用脂肪和蛋白质作为能量来源，但这一过程效率较低，且可能导致肌肉分解。碳水化合物长期摄入不足可能损害代谢功能和免疫力，甚至引起营养不良。

此外，碳水化合物还是维生素 B 的主要来源之一，尤其是全谷物类、豆类和根茎类食物中富含的维生素 B_1 和维生素 B_6，对能量代谢和神经系统健康至关重要。它的供能方式直接而高效，在摄入后能迅速为身体补充能量，帮助维持活力。

科学合理地摄入碳水化合物，不仅有助于维持健康体重，还能为身体的日常运作提供必要的支持。了解其重要性，才能更好地平衡膳食结构，实现健康与活力的双重目标。

◆ 碳水化合物与减肥的关系

一般而言，只有碳水化合物摄入过量才会对减肥产生负面影响。如果完全不摄取碳水化合物，并在短时间内急剧减少体重，身体可能会利用肌肉中的蛋白质来制造糖分。这会导致肌肉量减少，基础代谢率下降。同时，减少的肌肉可能会被脂肪所替代，从而形成易胖体质。因此，即使暂时通过控制碳水化合物摄入达到减重效果，也可能陷入减肥后脂肪增加的恶性循环。

◆ 合理摄入才健康

在日常饮食中，我们应该将碳水化合物的摄入量保持在合理范围内。《中国居民膳食指南（2022）》建议，健康成年人摄入的碳水化合物应占总能量的 50% ~ 60%。每人每天应摄入 200 ~ 300 克的谷类食物，其中包括 50 ~ 150 克的全谷物和杂豆类，以及 50 ~ 100 克的薯类。同时，每周最好摄入 25 种以上的食物，以确保营养均衡。

三餐变两餐，身体轻盈又健康

在快节奏的现代生活中，饮食已经成为我们健康管理的重要一环。许多人为了减肥或追求健康，开始尝试各种饮食方法。其中，“三餐变两餐”的饮食模式逐渐被接受。这种方法不仅有助于减轻体重，还能改善健康状况。

◆ 三餐变两餐的科学依据

现代研究表明，适当减少进食次数，尤其是减少晚餐的摄入量，可以对身体产生积极影响。三餐变两餐的主要目的是通过减少进食次数和总热量摄入，促进身体的自我修复和新陈代谢。

延长空腹时间：将三餐变为两餐，可以显著延长空腹时间。空腹时间越长，身体越有时间进行自我修复和新陈代谢。研究表明，空腹12小时以上可以有效促进肝脏和胃肠道的修复，减少炎症反应，降低患慢性病的风险。

控制热量摄入：减少进食次数有助于控制每天的总热量摄入。许多人由于工作忙碌或饮食习惯不良，常常会过量进食。

提高新陈代谢：适当减少进食次数可以提高身体的新陈代谢率。研究表明，空腹状态下，身体的新陈代谢率会显著提高，有助于脂肪的燃烧和能量的消耗。

◆ 三餐变两餐的具体实施方法

三餐变两餐并不是简单地少吃一顿饭，而是需要科学合理地规划和实施。

选择合适的进食时间：选择合适的进食时间是成功实施三餐变两餐的关键。一般来说，可以更改午餐的时间，将午餐和晚餐合并，这样可以避免早晨空腹时间过长，同时确保身体有足够的时间进行消化和吸收。

控制每餐的摄入量：减少进食次数并不意味着可以暴饮暴食。每餐的摄入量仍然需要严格控制。一般来说，每餐的热量摄入应控制在 500 ~ 600 千卡。

选择健康的食物：选择健康的食物是成功实施三餐变两餐的重要保障。尽量选择富含蛋白质、膳食纤维和维生素的食物，如瘦肉、鱼类、豆类、蔬菜和水果等。避免高糖、高脂肪和高盐的食物，以减少对身体的负担。

保持适量的运动：适量的运动是三餐变两餐饮食模式的重要组成部分。运动可以帮助身体消耗多余的热量，还可以促进新陈代谢，增强免疫力。建议每周进行至少 150 分钟的中等强度运动，如快走、游泳或骑自行车等。

◆ 三餐变两餐的益处

三餐变两餐的饮食模式既有助于减轻体重，又能带来很多其他益处。

减轻体重：通过减少进食次数和总热量摄入，可以有效减轻体重。

研究表明，适当减少进食次数可以帮助身体更好地燃烧脂肪，减少脂肪堆积，从而达到减肥的目的。

改善代谢：三餐变两餐可以显著改善身体的代谢状况。空腹时间的延长有助于提高新陈代谢率，促进脂肪的燃烧和能量的消耗。这对于预防和改善代谢综合征、糖尿病等慢性病具有重要意义。

提高免疫力：适当减少进食次数可以提高身体的免疫力。研究表明，空腹状态下，身体的免疫系统会更加活跃，有助于抵御疾病。

改善睡眠：减少晚餐的摄入量可以显著改善睡眠质量。晚餐吃得过饱或过晚容易导致消化不良和睡眠障碍。通过减少晚餐的摄入量，可以帮助身体更好地放松和休息，提高睡眠质量。

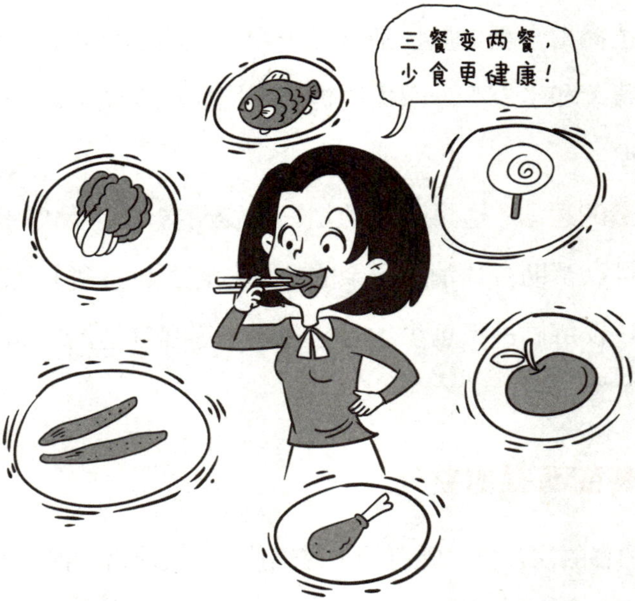

饭吃八分饱，少病无烦恼

“饭吃八分饱，少病无烦恼”，这句话传达了一种智慧的饮食理念，提醒我们每餐不宜过饱，应留出两分空间。这样做不仅有助于食物的消化吸收，保护胃肠的健康，还能减轻心脏负担，维持正常血液循环，从而降低心脑血管疾病的风险。

◆ 为什么偏偏是“八分饱”

尽管研究表明“七分饱”是最理想的状态，但过于严格的饮食控制可能导致营养素缺乏，反而损害人体健康。而“八分饱”则是一种更为适度的饮食标准，既能满足身体对营养的需求，又能避免摄入过量热量。

从健康的角度来看，饭吃八分饱有许多益处。

（1）有助于控制体重：过度饮食是导致肥胖的主要因素之一。长期吃得过饱，摄入的能量超出身体的消耗，就会转化为脂肪堆积在体内。保持八分饱的状态，能够有效地控制热量摄入，避免体重过度增加，从而降低肥胖症、高血压、糖尿病、心脑血管疾病等患病风险。

（2）能够预防慢性疾病：过度饮食会加重身体的代谢负担，影响血糖、血脂等指标的稳定。适度饮食有助于维持身体的代谢平衡，降低慢性疾病的患病率。

◆ 猴子限食实验

科学家通过猴子限食实验验证了这一理念。他们让一部分猴子随意食用，而另一部分猴子只吃七八分饱，定量供应。实验结果显示，相较于随意吃饱的猴子，那些只吃七八分饱的猴子体形更加苗条健康，生病的概率也大大降低。这进一步支持了“饭吃八分饱”的健康观念。

◆ 掌握“八分饱”的秘诀：细嚼慢咽

如何掌控“八分饱”的度呢？除了控制食量，还有一个更好的方法，那就是细嚼慢咽。将食物仔细咀嚼后再吞咽，有许多益处。首先，细嚼慢咽能刺激饱食中枢，防止过量进食。慢慢咀嚼食物，在开始进食 20 ~ 30 分钟后，身体会指挥脂肪细胞分泌一种名为“瘦蛋白”的激素，它会传递身体已吃饱的信号，从而暂时消退食欲。这不仅阻止了过量进食，还能让身体切换到消化模式。其次，细嚼慢咽可以对大脑产生刺激，增加“幸福激素”血清素的分泌，使心情放松，压力减轻，并对自主神经起到调节作用。

对于那些天生吃饭快的人，该怎么办呢？可以尝试吃一些耐咀嚼的食物。因为耐咀嚼的食物会使人在不知不觉中增加咀嚼次数，比如豆类、坚果、乌贼、章鱼、动物肝脏、软骨等。

“饭吃八分饱，少病无烦恼”是经过实践验证的健康理念，饭吃八分饱，不仅能让我们在身体上保持健康，还能让我们的心态更加平和，远离因为饮食问题带来的烦恼和不安，以更好的状态去面对生活的挑战。

先吃蔬菜，轻松控食量

在当今社会，随着生活水平的显著提升，饮食管理已逐渐成为现代人健康管理的重要一环。如何在享受美食带来愉悦感的同时，又能有效控制食量，保持健康的体魄，成为许多人关注的焦点。其中，“先吃蔬菜，轻松控食量”这一理念受到了越来越多人的欢迎。以往，我们习惯于米饭或面条等主食与菜肴相伴下肚，但这种高淀粉的饮食方式容易导致血糖飙升，给身体健康带来隐患。为了拥抱健康生活，调整饮食细节、养成科学的进餐顺序显得尤为关键。

◆ 进餐顺序一：先吃蔬菜

蔬菜热量低且富含膳食纤维，能有效吸附并排出多余的糖分与脂肪，同时迅速带来饱腹感，避免后续过度进食。更值得一提的是，蔬菜中的维生素、矿物质及植化素，是我们守护健康、预防疾病的宝贵财富。先吃蔬菜可以确保这些宝贵的营养素优先被摄入，为身体提供充足的能量。

此外，蔬菜中的膳食纤维还能促进肠道蠕动，帮助消化，预防便秘等问题。长期坚持先吃蔬菜的习惯，不仅能帮助我们控制体重，还能改善肠道健康，提高身体的免疫力。

◆ 进餐顺序二：喝汤

汤不仅能够起到温暖胃肠、促进消化的作用，还能够为身体提供额外的水分和一些营养成分。清汤能有效增强饱腹感，帮助我们更好地控制总热量摄入，从而避免在进餐时吃得过多。

喝汤时应注意汤的种类与浓度。过于浓郁的汤品，如油脂丰富的肉汤，可能会含有较高的热量，这样一来，就适得其反了。因此，建议选择一些低热量且营养丰富的清汤。比如蔬菜汤、菌菇汤等，它们不仅能为我们提供必需的维生素、矿物质和膳食纤维，还能促进肠胃蠕动，帮助消化。而且，蔬菜和菌菇本身低脂肪、高水分，既能有效填补胃部空间，又不会造成热量过多的负担。清汤还可以帮助补充水分，促进身体的代谢。

◆ 进餐顺序三：吃肉、鱼、蛋等富含蛋白质的食物

当胃部已经有了几分饱足感时，就可以开始吃主食了，食用富含蛋白质的食物，如肉类、鱼类或蛋类。蛋白质是身体的必需营养素，它参与身体的各项生理功能，包括修复细胞、增强免疫力和构建肌肉组织等。

在选择蛋白质食物时，应该偏向低脂肪、高营养的食品。鱼类和白肉（如鸡肉、火鸡肉等）是优质蛋白质的来源，且脂肪含量相对较低。相比之下，红肉（如猪肉、牛肉等）虽然也是优质的蛋白质来源，但其脂肪含量较高，特别是饱和脂肪酸较多，过多食用可能对健康造成负面影响。因此，建议尽量选择瘦肉或去皮的家禽，避免摄入过多不健康的脂肪。

为了更好地保留食物中的营养成分，并减少油脂摄入，推荐采用煮、蒸、炖等健康的烹饪方式。这样的烹饪方法可以减少食物中油脂的使用，不仅能够更好地保留食物的天然味道，还能有效降低热量的摄入，避免高温油炸可能带来的有害物质。

◆ 进餐顺序四：吃主食

最后，将主食——米饭、面条等高淀粉食物留至餐末。此时，饥饿感已大大减轻，能更理智地控制淀粉摄入。当然，如果能将白米饭替换为五谷饭或糙米饭，则更有助于体重管理。

坚持这一进餐顺序，你会发现身体的脂肪正悄然减少，血糖值也稳步下降。不但给胰腺减轻了负担，也降低糖尿病的患病风险。让我们在享受美食的同时，为自己筑起一道健康的防线，让生活更加美好。

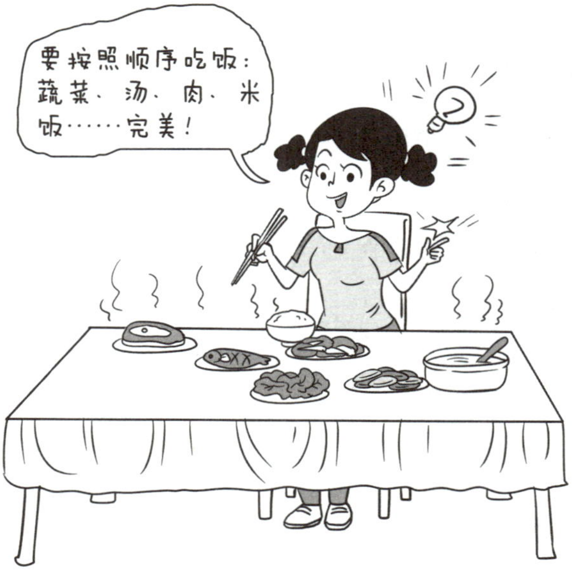

济阳式食疗法，使人年轻又健康

现代人越来越关注健康的问题，如何借助合理的饮食方式延缓衰老、精准控制体重以及有效降低各类疾病的发生，已经成为众人追求的目标。济阳式食疗法，是由日本著名医学专家济阳高穗精心独创的饮食疗法，近年来受到广泛关注和推崇。它不仅能够在预防疾病方面发挥关键作用，还能使慢性疾病患者改善病情，为人们的健康之旅点亮一盏明灯。

◆ 济阳式食疗法的核心理念：健康之道

济阳式食疗法的核心理念是通过调整饮食结构，改善人体内部环境，最终达到预防疾病和促进身体健康的目的。这一疗法基于多年的临床研究以及对大量患者的长期追踪调查，凝聚了丰富的实践经验。其有效性得到了众多专业医师、资深营养师以及顶尖饮食专家的一致认可，成为众多追求健康人士信赖的饮食指南。

◆ 济阳式食疗法的八大原则

一是控制盐分摄入。过多的盐分摄入会导致体内矿物质群失调，影响细胞代谢，从而增加患癌症的风险。

二是限制动物性蛋白质的摄入。因为这类蛋白质与癌症的发生有密切关系，且动物性脂肪中的饱和脂肪酸容易造成免疫力低下。

三是食用大量新鲜蔬菜。新鲜蔬菜富含抗氧化物质和钾元素，能有效清除体内自由基，调整矿物质群平衡，有助于提高身体免疫力。

四是食用含有胚芽的谷物、豆类、薯类食物。这些食物富含维生素 B_1、异黄酮等有益成分，有助于提高身体抵御疾病的能力。

五是食用乳酸菌、藻类、菌类食物。这些食物有助于调节肠道环境，增强免疫力，预防疾病发生。

六是食用柠檬、蜂蜜、啤酒酵母。这些天然食材具有抗氧化、提高免疫力等作用，有助于改善身体状况。

七是食用橄榄油或芝麻油。这两种油富含一价不饱和脂肪酸，加热后不易氧化，有助于健康烹饪。

八是饮用天然水。选择未经加工的自然水源或安装净水器，以保持身体最佳状态。

◆ 济阳式食疗法的益处

济阳式食疗法带来的益处是多方面的，它能通过摄入抗氧化物质和改善肠道环境延缓衰老过程。还可以控制热量摄入和选择健康脂肪来源维持理想体重。同时还可以提高免疫力、调节肠道环境和促进新陈代谢等，有助于预防各种疾病的发生。

◆ 济阳式食疗法的适用人群

济阳式食疗法不仅是一种饮食疗法，更是一种健康的生活方式。

以其科学性、实用性和有效性赢得了越来越多人的认可。

主要适用以下几类人群：

（1）健康但有家族癌症病史的人群：这类人群通过遵循济阳式食疗法，可以降低患癌风险，起到预防癌症的作用。

（2）饮食习惯不好，生活不规律的人群：对于饮食不规律、暴饮暴食的人群，济阳式食疗法则可以帮助他们调整饮食习惯，改善生活方式，从而预防疾病的发生。

（3）对自己负责，想远离癌症的人群：任何希望提高生活质量、预防癌症的人群都适合采用济阳式食疗法，通过健康的饮食来维持身体健康。

（4）热爱生活的美食家：对于喜欢美食、注重生活质量的人群，济阳式食疗法提供了一种既能享受美食又能保持健康的饮食方式。

济阳式食疗法的适用人群广泛，我们可以通过这种饮食疗法来改善身体状况，提高生活质量。

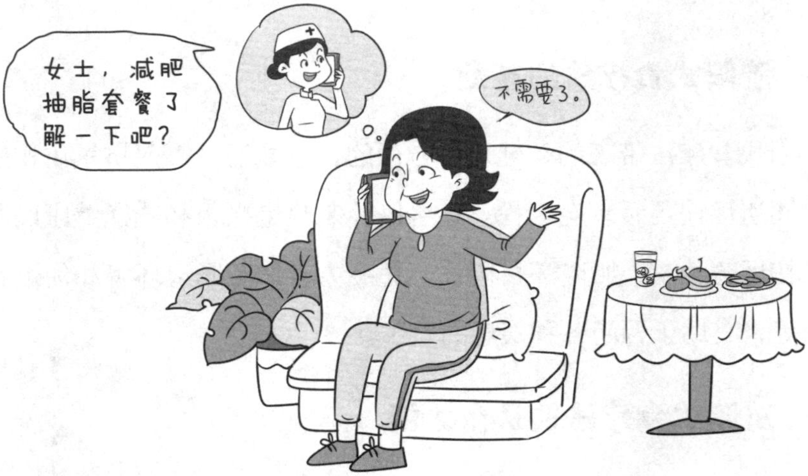

巧食果蔬，用好抗氧化神器

提及“抗氧化”，相信大家都不会感到陌生。当体内自由基过剩时，它们会肆意破坏脂质、蛋白质及脱氧核糖核酸（DNA）的结构，从而诱发疾病并加速衰老进程。而抗氧化物质则是自由基的“天然克星”，通过在日常饮食中增加抗氧化食材，我们可以轻松实现事半功倍的养生保健效果。蔬菜和水果中富含的植物生化素，作为第七大营养素，正日益受到人们的关注。这些果蔬以赤、橙、黄、绿、紫、黑、白七种色彩呈现，不仅各具风味，更蕴藏着独特的营养价值。

◆ 食用果蔬的具体建议

早餐时：可以选择一份富含维生素C的水果，如橙子或草莓，再搭配一份全谷物早餐，如燕麦粥或全麦面包，既美味又健康。

午餐时：可以摄入一些深绿色蔬菜，如菠菜、芥蓝等，搭配富含蛋白质的豆类或瘦肉，既能补充营养又能抗氧化。

晚餐时：可以选择一些颜色鲜艳的蔬菜，如胡萝卜、番茄等，搭配一份清淡的汤品，如番茄鸡蛋汤或菌菇汤，有助于消化和抗氧化。

吃零食时：可以选择一些新鲜水果或坚果作为零食，既能满足口腹之欲，又能提供抗氧化物质。

饮品选择：除了饮用水，可以选择一些富含抗氧化物质的饮品，如绿茶、柠檬水等。这些饮品不仅能帮助我们补充水分，还能提供抗氧化保护。

◆ 推荐食物

1. 蓝莓

被誉为“浆果之王”的蓝莓，因其富含抗氧化剂——类黄酮（特别是花青素）而备受推崇。这些抗氧化成分能有效中和体内的自由基，同时蓝莓还富含维生素 C 和维生素 E，可以为身体提供保护屏障。

建议食量：每日 10 ～ 20 颗。

食用方法：新鲜、冷冻或干燥食用，用于菜肴配料等。

2. 菠菜

作为绿叶蔬菜的佼佼者，菠菜富含多种抗氧化剂，尤其是类胡萝卜素（如叶黄素和玉米黄质），对眼睛的健康大有裨益。此外，它还含有多种类黄酮，有助于改善动脉功能、降低血压和患心脏病的风险。

建议食量：每日 300 ～ 500 克。

食用方法：炒食、煮汤、煮粥、榨汁等。

3. 草莓

草莓中的维生素 C 对皮肤弹性和免疫功能作用明显。同时，草莓中的花青素还能降低患心脏病的风险。每日摄入 200 ～ 350 克（5 ～ 10 颗）草莓，即可满足身体对必需营养素和抗氧化剂的需求。

建议食量：每日 200 ～ 350 克（5 ～ 10 颗）。

食用方法：鲜食、榨汁等。

4. 羽衣甘蓝

作为超级食物的代表，羽衣甘蓝以其丰富的抗氧化成分而著称。

其中的黄酮类化合物（如槲皮素和山柰酚）能有效降低血压和患心脏病的风险，是对抗各种健康问题的强大盟友。另外，它的维生素 C 含量高于大多数绿色蔬菜。

建议食量：每日摄入量不超过 100 克。

食用方法：炒食、凉拌、榨汁、做沙拉等。

5. 红甘蓝

红甘蓝以其多样化的抗氧化剂成分而备受赞誉，它的抗氧化剂成分丰富且多样，主要是萝卜硫素、山柰酚和其他抗氧化剂。其中萝卜硫素具有强大的抗癌和抗炎特性。

建议食量：没有具体的每日推荐摄入量，但每周在膳食中添加几次可能会对健康有益。

食用方法：凉拌、榨汁、做沙拉、制作泡菜等。

6. 甜菜

甜菜富含甜菜碱等抗氧化色素，包括甜菜花青素和甜菜青素。这些化合物已被证明具有比维生素 C 还要高的抗氧化活性。它们可以中和有害自由基，保护细胞免受损伤。同时，甜菜也是维生素 C、锰和类黄酮的主要来源。

建议食量：每日约 260 克（约 1 棵）。

食用方法：生吃或磨碎加入沙拉，烤、煮或混合成冰沙等。

7. 西蓝花

西蓝花中的萝卜硫素以其刺激人体细胞产生保护酶的能力而著称，有助于降低血糖、胆固醇水平和氧化应激。此外，西蓝花还含有丰富的维生素 C、维生素 E、叶黄素和玉米黄质等抗氧化剂，对健康有很大益处。

建议食量：每日 200 ～ 300 克。

食用方法：炒、煮、榨汁等。

8. 橙子

橙子以其丰富的维生素 C 而闻名，并含有橙皮苷、柚皮素等黄酮类化合物和类胡萝卜素等抗氧化剂，它们一起保护身体免受氧化应激和炎症的侵害。而且，这种水溶性营养素对人体的健康至关重要。

建议食量：每日 200 ～ 350 克。

食用方法：鲜食、榨汁等。

9. 红薯

红薯是一种既美味又营养的主食，富含 β－胡萝卜素和花青素，以及维生素 C 和其他营养素，有助于提升免疫力和预防疾病。

建议食量：每日食用量不超过 150 克。

食用方法：生食、烤食、蒸食、煮食、制成饼和馒头等。

10. 葡萄

葡萄含有白藜芦醇、花青素和类黄酮等抗氧化成分，能有效中和体内自由基，减缓氧化应激，保护细胞免受损害，具有抗炎和抗癌能力。

建议食量：每日 200 克左右。

食用方法：鲜食、榨汁、制成葡萄干等。

为了充分保留蔬菜的养分和酵素，生食是最佳选择。此外，将蔬菜做成汤羹、蒸食或不放糖的煮食也能确保摄取大量养分，尽量减少烧烤和油炒的次数。

总之，合理选择和搭配果蔬，注意摄入时间和烹饪方式，我们就能充分利用其抗氧化特性，保持健康。

识破餐桌上的“隐形杀手”

在日常生活中，我们每天都要与各种食品打交道。虽然这些食品为我们提供了必要的营养和美味，却也可能成为我们健康的“隐形杀手”。

◆ 高盐食品：高血压的“隐形杀手”

盐是我们烹饪中常用的调味品，但过量摄入盐分会对健康造成严重影响。高盐饮食不仅会导致高血压，还可能增加患心脏病、中风等疾病的风险。

常见的含盐量高的食品包括腌制食品（如咸菜、腌肉）、加工食品（如薯片、方便面）以及调味料（如酱油、味精）。这些食品在加工过程中往往添加了大量的盐分，长期食用会对健康造成不利影响。为了减少盐分摄入，要少吃这些高盐食物，避免摄入过量的盐分。

◆ 富含反式脂肪酸的食品：心血管疾病的“隐形杀手”

反式脂肪酸是一种对健康有害的脂肪酸，主要存在于部分油炸食品、奶油制品以及一些加工食品中。长期摄入反式脂肪酸会增加患心血管疾病的风险，如冠心病、心肌梗死等。

为了减少反式脂肪酸的摄入，我们可以选择使用植物油（如橄榄油、花生油）进行烹饪，同时尽量避免食用含有反式脂肪酸的加工食品。

◆ 高糖食品：肥胖与糖尿病的“隐形杀手”

高糖食品，如糖果、甜饮料、蛋糕和甜点，虽然口感诱人，但它们却是肥胖与糖尿病的“隐形杀手”。这些食品通常含有大量的添加糖，摄入过多会增加脂肪的储存，引发肥胖。为了控制糖分的摄入，我们应当选择低糖或无糖的食品，避免频繁食用高糖的零食和饮料。例如，选择天然的水果或无糖酸奶作为零食。还可以通过调整食物的烹饪方式，减少糖分的添加，控制甜食的摄入量。

◆ 高脂肪食品：心血管问题的“隐形杀手”

高脂肪食品，如肥肉、油炸食品等，虽然富含能量，但如果摄入过多会对健康造成显著影响。高脂肪饮食会提高血液中的胆固醇水平，导致动脉硬化，从而增加患心脏病、高血压和中风等心血管疾病的风

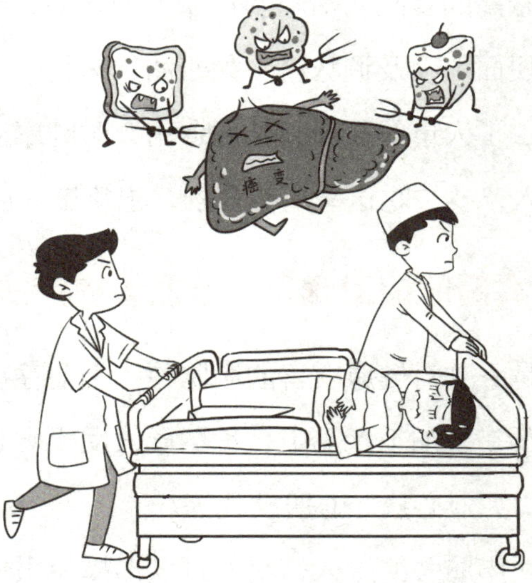

险。此外，长期摄入过多的饱和脂肪酸和反式脂肪酸，还可能增加胰岛素抵抗，进一步诱发糖尿病等代谢性疾病。

我们可以选择低脂肪的食材，例如瘦肉、鱼类和豆制品。这些食物提供了优质的蛋白质，并且脂肪含量较低。为了避免摄入过多的油脂，可以采用蒸、煮、炖等健康的烹饪方法，而避免油炸、煎炒等方式。这些低脂烹饪方法既能保留食物的天然营养，又能减少额外的脂肪和热量，从而有助于维持健康的体重和促进心血管健康。

◆ 霉变食品：肝癌的“隐形杀手”

霉变食品，如发霉的谷物、坚果、面包等，含有黄曲霉毒素等有害物质，长期摄入这些有毒物质会对健康产生严重危害。黄曲霉毒素是一种强烈的致癌物，尤其对肝脏具有毒性，长期食用含有黄曲霉毒素的霉变食物，会大大增加患肝癌的风险。

为了预防霉变食品带来的危害，我们应定期检查家中储存的食物，特别是粮食、坚果和干果等易受潮发霉的食物。一旦发现食材有发霉迹象，应立即丢弃。此外，保持储存环境的干燥和清洁。应将食物存放在阴凉、干燥的地方，避免潮湿环境导致霉菌滋生。使用密封容器存储食物，避免空气中的水分接触到食物，以减少霉变的可能性。通过良好的食物储存习惯，可以有效减少霉变食材对健康的危害。

低热量，重口感，享受美味

想要进行少食养生，却没有具体的方案，又想满足口腹之欲，吃些好吃的，该怎么办呢？不妨尝试在食物中加入一些热量低、能增加食物口感的调味品，或者吃一些低热量、重口味的食物，既可以控制热量，又可以充分满足味蕾，一举两得。

◆ 可增加食物口感的调味品

有些调味品热量低却能增加食物口感，一起来看看吧！

辣椒：辣椒是一种常见食材，含有辣椒素，能引起复杂的感觉体验，使食物的味道更加丰富和立体，还能增加食物的风味和香气，使菜肴更加美味可口。但辣椒本身的热量并不高（干辣椒的热量稍高一些，但整体而言还是属于低热量食品），且辣椒的辣度和热量之间没有直接关系，辣椒的辣度是由辣椒素决定的。因此，能吃辣的朋友可以在菜肴中放些辣椒来增加食物口感。

辣椒酱：辣椒酱的热量比辣椒高一些，所以只需添加一点点即可。

新鲜香草：新鲜香草有着独特的香气和味道，如薄荷清凉、迷迭香浓郁、罗勒清新，不仅能为食物增添层次感和风味，还可以作为食材的一部分，为菜肴增添口感和风味。且新鲜香草具有广泛的适用性，无论是中式烹饪还是西式烹饪，无论是做沙拉还是炖汤或者是煎鸡蛋，无论是荤菜还是素菜，都可以添加一些进去。香草的热量极低，甚至可以忽略不计。香草还富含各种维生素、矿物质和抗氧化物质等营养成分，对健康有益。

柠檬汁：柠檬汁有清新的酸味，可为食物、饮品带来明亮的口感，如用于调制沙拉酱，搭配蔬菜沙拉食用，或用于腌制鸡胸肉，使鸡胸肉肉质更嫩，味道更清新。柠檬的热量较低，每 100 克约含 29 千卡热量。

醋：醋具有酸味，可调节菜品的酸碱度，增加食物口感的层次感，常用于烹饪糖醋类菜肴、凉拌菜等。不管是什么类型的醋，热量都不高。

大蒜：大蒜有强烈的辛辣气味，可为菜肴增添辛辣感和独特的风味，在炒菜、炖菜方面应用广泛。大蒜热量较低，每 100 克约含 129 千卡热量。

黄芥末酱：黄芥末酱带有芥末的香气，味道温和，适用于沙拉、三明治等食物，可增添风味，但它几乎不含热量。

◆ 一些低热量、重口味的食物推荐

除了给食物添加一些重口味、低热量的调味品、香料，还可以选择一些口味虽然重但是热量却不高的食物。

凉拌类：如凉拌黄瓜、凉拌鸡丝（去皮）和凉拌金针菇等。

腌制类：酸豆角、泡菜等。可购买低盐低糖的市售产品，也可自制，控制盐、糖的用量。

豆类制品：卤香干、麻辣豆腐等。

常见食物热量表

	食物名称	单位	热量
五谷根茎类	大米（长粒白米）	100 克	355 千卡
	细面条	100 克	354 千卡
	黑豆（干燥）	100 克	341 千卡
	玉米粉	100 克	235 千卡
	小米	100 克	354 千卡
	扁豆	100 克	319 千卡
	胡萝卜	100 克	34 千卡
	甘薯	100 克	93 千卡
肉蛋类	猪肉（瘦肉）	100 克	117 千卡
	牛肉（瘦肉）	100 克	116 千卡
	鸡胸肉（去皮）	100 克	105 千卡
	鱼排（裹粉、冷冻）	100 克	229 千卡
	水煮蛋	100 克	154 千卡
	煎蛋	100 克	177 千卡
油脂、调味料类	猪油	100 克	899 千卡
	菜籽油	100 克	825 千卡
	植物油	100 克	827 千卡
	沙拉酱（香醋、一般）	100 克	209 千卡
	番茄酱	100 克	102 千卡
	香醋汁	100 克	138 千卡
	酱油	100 克	105 千卡

自愈力去而复返的秘密

少吃一口就像对身体做一次“大扫除”，帮助减少身体的负担，让身体得到必要的休息和恢复。当我们减少食物摄入时，消化系统不再过度负荷，身体能够把更多的能量用于自我修复和再生，就像一个清理干净的引擎，它的各个部件都能顺畅运转，效率大大提升。身体同样如此，适当的饮食控制能提高新陈代谢的速度，增强免疫系统的功能，保持身体的健康和活力。少吃，实际上是在为身体提供更多的能量恢复机会，帮助它在长期的日常活动中保持最佳状态。

◆ 让空腹唤醒身体自愈力

唤醒人体自愈力的关键，竟然是空腹。食物的消化与吸收，是一个看似简单实则复杂的过程，消耗的能量巨大。据研究显示，若我们一日三餐都吃得很饱，那么消化、吸收这些食物所耗费的能量，竟然与跑完一场全程马拉松所消耗的能量相当。

少吃所引发的饥饿感，犹如一把钥匙，悄然开启了生命力的开关。对身体来说，饥饿无疑是一种危机信号，一旦警报响起，身体内的生命保障系统便迅速开始协同作战。在这一过程中，免疫力、自然治愈力以及排毒能力等生命机制纷纷被激活，身体的生命功能更是如雨后春笋般复苏，为身体筑起一道坚实的防线。

比如，适当少吃，可以给肝肾放个假。肝脏与肾脏作为人体内的两大排毒器官，分别承担着分解毒素与过滤毒素的重任。然而，当饮食过量时，那些无法被消化、吸收与代谢的食物残渣便会转化为多余的毒素，在体内堆积。一旦生病或身体虚弱，肝脏的排毒能力便会大打折扣，肾脏的过滤器也会因此堵塞不畅。

但幸运的是，肾脏拥有着强大的自我恢复能力。通过适度的断食，为肝脏提供充足的时间与空间继续分解毒素，同时也让肾脏的过滤器畅通无阻。这种自我净化的过程不局限于肝脏与肾脏，而是贯穿于体内的每一个组织、器官与脏器之中。因此，经过如此彻底的清洁与净化后，我们的身体将重新焕发出活力与光彩。

此外，适度空腹还能有效降低体内的炎症反应，增强免疫系统的功能。科学研究表明，短期的断食可以促进身体产生更多的抗氧化物质，从而抵御自由基的侵害，延缓衰老过程。同时，空腹还能够帮助身体更有效地利用胰岛素，降低患糖尿病的风险。

总之，我们在生病、受伤的时候，医生总是嘱咐我们“不要吃太多”。这样的做法能够唤醒人体内在的自愈力，让它在我们养病、养伤的时候悄然发挥作用，无须很久，身体便能重新焕发健康与活力。

第五章

PART 5

少吃，开启健康生活的智慧钥匙

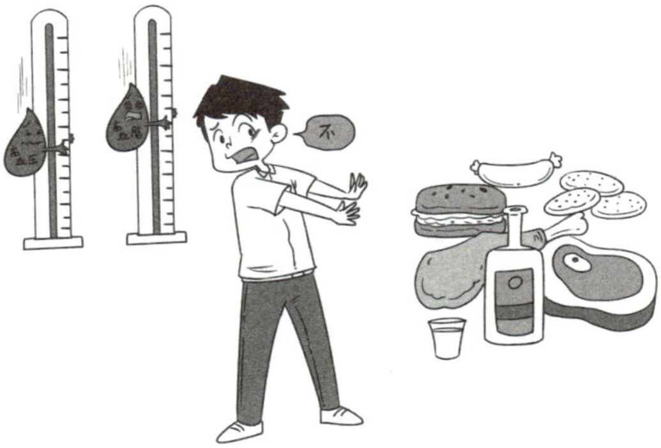

少吃多餐，有助于感冒康复

感冒，时常在我们不经意间降临。每当这时，身体就像陷入了一场与病原体的激烈战斗，消耗着大量的能量。然而，由于肠胃功能减弱和食欲下降，我们往往难以通过正常饮食来补充足够的营养，这无疑给身体的康复带来了挑战。那么，在感冒期间，如何巧妙地调整饮食方式，以帮助身体更好地应对这场“战斗”呢？答案就是少吃多餐。

◆ 感冒时需要少吃多餐的原因

感冒时，身体的各个系统都在全力应对病毒或细菌的入侵，这会导致能量消耗大大增加。同时，感冒病毒还会影响肠胃功能，使食欲下降，消化能力减弱。如果此时仍然坚持传统的三餐制，很可能会导致营养摄入不足，影响身体的康复。

因此，采用少吃多餐的方式可以有效地解决这个问题。通过将每日总的饮食量分散到多次小餐中，我们可以减轻肠胃负担，提高营养吸收率，从而更好地促进身体的康复。

◆ 如何实施少吃多餐的饮食策略

控制每餐的食量：每餐吃到五六分饱即可，避免一次性摄入过多食物。

合理安排餐次：每天吃 4 ～ 5 餐，确保身体在一天内能够持续获得所需的营养。

选择易消化且营养丰富的食物：如鱼汤、鸡汤、牛奶、酸奶、鸡蛋羹等。

注意饮食宜忌：避免食用辛辣、油腻和高糖食物，以免加重症状。

◆ 少吃多餐对感冒康复的好处

缓解肠胃不适：通过减少每餐的食量，可以降低肠胃负担，缓解因感冒引起的恶心、呕吐等症状。

提高营养吸收率：少量多餐有助于保持肠胃的正常蠕动，促进消化液的分泌，提高食物的消化率和营养吸收率。

增强免疫力：充足的营养摄入可以为身体提供充足的能量和营养素，增强身体的免疫力，帮助身体更好地对抗病毒。

加快康复进程：通过改善营养状况和提高免疫力，少吃多餐有助于缩短感冒病程，减轻症状。

◆ 感冒期间的饮食小贴士

多喝水：保持充足的水分摄入有助于稀释痰液，缓解咳嗽症状。

增加维生素 C 的摄入：多吃富含维生素 C 的食物，如柑橘类水果，有助于增强免疫力。

避免刺激性食物：辛辣、油腻等刺激性食物可能加重感冒症状，应尽量避免。

保持饮食均衡：确保摄入足够的蛋白质、脂肪和碳水化合物等营养素，以促进身体的康复。

不喝浓茶、浓咖啡：浓茶与浓咖啡会导致肠胃不适。浓茶中的鞣酸还有可能影响药效。我们在感冒时喝温开水即可。

补充益生菌：感冒的时候胃肠功能会出现紊乱，而且服用某些药物也会影响肠道菌群，这就容易致使菌群紊乱。可在医生指导下选用一些含有益生菌的食物或药剂来改善肠道健康。

总之，少吃多餐在感冒期间具有诸多益处。它不仅能够缓解肠胃不适、提高营养吸收率，还能增强免疫力、促进康复。因此，在感冒期间，不妨尝试采用以上饮食策略来更好地照顾自己的身体。

少吃，对过敏性疾病有裨益

在现代社会，过敏性疾病如哮喘、过敏性鼻炎和皮肤过敏等已成为一种常见的健康问题，严重影响了患者的生活质量。这些症状不仅给患者带来身体上的不适，还可能引发心理压力，甚至影响日常的工作和学习。因此，寻找有效的缓解方法是当务之急。近年来，越来越多的研究表明，合理的饮食习惯，特别是有意识地减少某些食物的摄入，即“少吃”，可能对缓解过敏症状具有显著的效果。

◆ 过敏与饮食的关系

过敏反应是身体免疫系统对某些物质（过敏原）过度反应的结果。这些过敏原可能是食物、花粉、尘螨等，它们进入人体后，会触发免疫系统释放组胺等炎症介质，导致过敏症状的出现。饮食作为人体获取营养和能量的主要途径，其成分和摄入量对免疫系统的功能有着重要影响。

某些食物成分可能直接引发或加重过敏反应。例如，高能量、高饱和脂肪酸、高蛋白和低纤维的食物可能增加哮喘和过敏性鼻炎的风险。这些食物可能导致肠道菌群失衡，破坏肠道黏膜屏障，使过敏原更容易进入体内，从而引发过敏反应。

◆ 少吃对过敏性疾病的作用

降低过敏反应风险：某些食物成分可能直接引发或加重过敏反应。通过减少这些食物的摄入，可以显著降低过敏反应的风险。例如，减少高饱和脂肪酸的食物摄入，可以降低患肠道炎症的风险，从而减轻过敏症状。

促进营养均衡：虽然少吃意味着减少某些食物的摄入，但这并不意味着完全放弃这些食物中的营养素。相反，通过合理搭配其他食物，可以实现营养的均衡摄入。例如，减少高饱和脂肪酸的食物摄入，可以增加富含 ω-3 多不饱和脂肪酸的食物摄入，从而更好地发挥其对过敏性炎症的抑制作用。

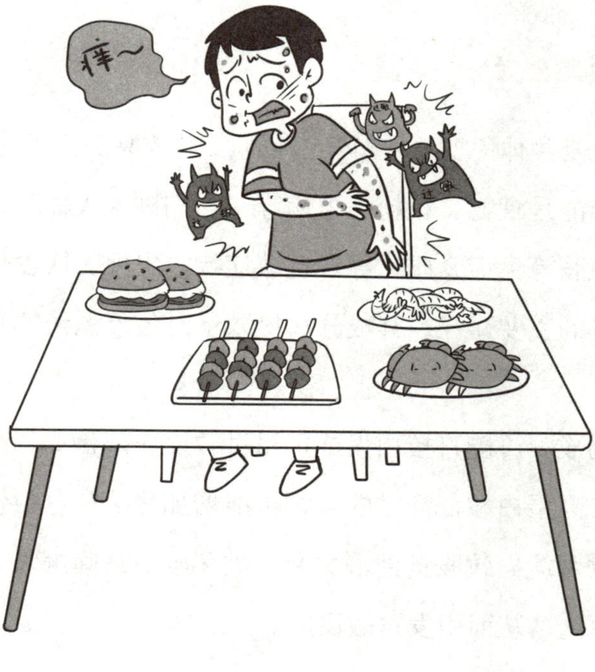

◆ 哪些食物应少吃

过敏性疾病患者应适当减少食用以下几种食物：

（1）高能量、高饱和脂肪酸、高蛋白食物：如油炸食品、肥肉、奶酪等。这些食物可能导致肠道菌群失衡和肠道黏膜屏障功能下降，增加过敏原进入体内的风险。

（2）含麸质食物：如小麦、玉米、面包等。对于麸质过敏者来说，这些食物是明确的过敏原，需要严格避免摄入。

（3）加工类食物：如香肠、蜜饯、糖果等。这些食物中可能添加了一些对人体健康有害的添加剂，如亚硫酸盐、二氧化硫等，可能引发或加重过敏反应。

（4）光敏性食物：如茴香、荠菜、芒果等。这些食物可能增加皮肤对紫外线的敏感性，导致皮肤过敏症状加重。

◆ 过敏性疾病患者的饮食建议

在少吃某些食物的同时，过敏性疾病患者还应该注意以下几点：

（1）增加蔬菜水果的摄入：蔬菜水果富含维生素、矿物质和膳食纤维等营养素，有助于维持肠道菌群平衡和肠道黏膜屏障功能的完整性。

（2）选择富含 ω-3 多不饱和脂肪酸的食物：如深海鱼、亚麻籽油等。这些食物有助于抑制过敏性炎症反应。

（3）保持营养均衡：确保摄入足够的蛋白质、脂肪、碳水化合物、维生素和矿物质等营养素，以满足身体的基本需求。

从少吃开始调节高血脂

高血脂一般指高脂血症。重度肥胖和高脂血症不仅影响我们的形象，更重要的是会对身体健康造成严重威胁。那么，如何通过合理的饮食来改善这些状况呢？

◆ 重度肥胖与高脂血症的成因与危害

重度肥胖通常是体内脂肪积累过多所致。而高脂血症则是血液中脂质含量过高所致。这两种疾病相互关联，共同加剧了患者的健康风险。

重度肥胖和高脂血症的危害不容忽视。它们不仅会增加患心血管疾病、糖尿病等慢性疾病的风险，还可能导致肝病、肾病等其他健康问题。因此，及时采取有效措施改善这些状况至关重要。

◆ 少吃的好处

控制体重：通过减少食量，可以有效减轻体重，降低因肥胖引起的各种健康风险。

降低血脂水平：减少饮食量有助于减少脂肪摄入，从而降低血液中的胆固醇和甘油三酯水平，改善高脂血症症状。

改善胰岛素抵抗：减少热量摄入有助于改善胰岛素敏感性，降低患糖尿病的风险。

减轻心血管负担：通过控制体重和血脂水平，可以减轻心血管系统的负担，降低患心血管疾病的风险。

◆ 如何少吃改善病情

制订合理的饮食计划：根据个人的身体状况和活动水平，合理制定每日热量摄入目标。一般来说，重度肥胖患者每日能量摄入量应控制在 1200 ~ 1500 千卡。

选择低热量、低脂肪食物：在饮食中尽量选择低热量、低脂肪的食物，如瘦肉、鱼虾、蔬菜、水果等。避免摄入高糖、高脂肪的食物，如甜点、油炸食品等。

定时定量进食：尽量保持一日三餐定时定量，避免暴饮暴食和食用夜宵。同时，可以根据个人情况适当增加进食次数，但每次的进食量应适中。

多喝水：多喝水有助于促进新陈代谢和排毒，同时可以增加饱腹感，减少食欲。

通过减少饮食量的方式，重度肥胖和高脂血症患者可以显著改善身体状况。首先，体重会逐渐减轻，身体变得更加健康。其次，血脂水平也会逐渐降低，患心脑血管疾病的风险降低。此外，患者的血糖水平、血压等指标也会逐渐恢复正常，整体健康状况得到显著改善。

总之，控制热量摄入、优化饮食结构和规律进食时间等措施，可以有效地改善重度肥胖和高脂血症患者的身体状况。

少吃一点，心血管疾病能改善

心血管疾病已成为威胁人类健康的主要疾病之一。世界卫生组织的数据表明，心血管疾病每年导致全球数百万人死亡。虽然药物治疗和手术治疗在一定程度上可以帮助控制心血管疾病的症状，但生活方式的改变，尤其是饮食的调整，被认为是预防和改善心血管疾病的重要手段。

◆ 心血管疾病的成因与饮食的关系

心血管疾病的发生与多种因素有关，包括遗传、年龄、性别、生活方式等。其中，不健康的饮食习惯是导致心血管疾病的重要原因之一。高热量、高脂肪、高盐分的饮食会导致体内脂肪积累、血压升高、血脂异常等问题，从而增加心血管疾病发病的风险。

◆ 少吃一点对心血管疾病的改善作用

控制热量摄入：减少食量可以有效降低体内脂肪积累，减轻心脏负担。研究表明，适度减少热量摄入可以改善心血管健康，降低心脏病发作的风险。

降低血压：减少盐分摄入和控制体重是降低血压的有效方法。少吃高盐分食物，如加工食品、腌制食品等，可以有效降低血压，减少患心脑血管疾病的风险。

改善血脂水平：减少高脂肪食物摄入，尤其是富含饱和脂肪酸和反式脂肪酸的食物，可以有效降低血液中的胆固醇水平，改善血脂状况。多吃富含不饱和脂肪酸的食物，如鱼类、坚果等，有助于提高血液中的高密度脂蛋白胆固醇水平，进一步保护心脑血管健康。

◆ 具体实施策略

控制食物比例：合理安排食物比例，增加蔬菜、水果和全谷物的摄入，减少高热量、高脂肪食物的摄入。如果将健康饮食餐盘按比例划分，蔬菜和水果应占据食物的一半，且蔬菜占的比例比水果大，还要吃不同种类的水果；全谷物和蛋白质各占四分之一，同时少量摄入红肉等加工肉类。

选择低脂肪食物：选择瘦肉、鱼类、豆类等低脂肪高蛋白食物来源。在烹饪过程中，尽量选择低脂肪的烹饪方法，如蒸、煮、烤等，

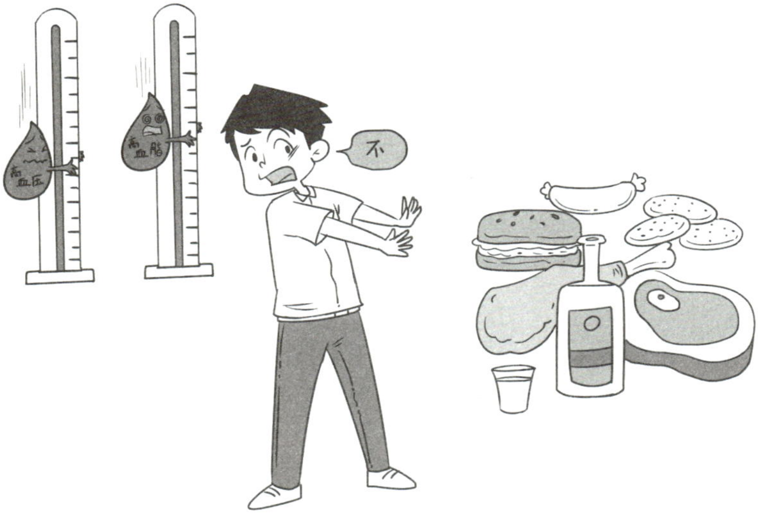

避免油炸和煎炒等高脂肪烹饪方式。

减少盐分摄入：减少食盐和高盐分调味品的使用，尽量选择低钠盐。多吃新鲜蔬菜和水果，避免食用加工食品和腌制食品。

定时定量：尽量保持每天定时定量进餐，避免暴饮暴食和食用夜宵。可以在两餐之间适当增加一些健康的小零食，如坚果、水果等，以维持血糖稳定。

选择低热量主食：如果主食采用炸、炒的烹调方式，如炸馒头片、炒面等，往往会比直接食用相同分量的馒头或米饭，摄入的热量更高。另外，日常可以将三分之一的主食换成全谷物、粗杂粮。天然的全谷杂粮、淀粉豆类、薯类都含有一种“抗性淀粉”，这种淀粉不易被消化吸收，热量也相对较低，而且，它们还含有膳食纤维、维生素 B 等。

少吃作为一种有效的饮食策略，通过减少热量摄入、降低血压和改善血脂水平，可以有效改善心血管健康，降低心血管疾病的风险。通过合理的饮食调整，结合适量的运动，心血管疾病患者可以显著提高生活质量，享受更健康的生活。

少食可辅助肝肾病康复

肝脏与肾脏在体内紧密协作，共同维护机体的代谢稳态。然而，肝病与肾病作为临床常见疾病，经常相互关联，肝病有时可诱发肾病，这种情况被称为肝肾综合征。在肝病和肾病的预防与控制中，饮食扮演着至关重要的角色，而少食作为一种简单而有效的饮食策略，逐渐受到医学界的认可。

◆ 肝病与肾病的成因与饮食的关系

肝病和肾病的发生与多种因素有关，其中包括遗传、年龄、性别、生活方式等。然而，饮食作为影响健康的重要因素之一，其作用不容忽视。不合理的饮食习惯，如食用高脂肪、高糖、高盐等食物，会加重肝脏和肾脏的负担，进而加速疾病的发展。

对于肝病患者来说，高脂饮食会导致脂肪在肝脏内堆积，形成脂肪肝，进而影响肝脏的正常功能。此外，酒精也是导致肝病的重要因素之一，长期大量饮酒会损害肝细胞，引发肝炎、肝硬化等疾病。

对于肾病患者来说，高盐饮食会导致体内钠离子过多，进而加重肾脏的负担，影响肾脏的排泄功能。此外，高蛋白饮食也会增加肾脏的代谢负担，加速肾病的发展。

◆ 少食对肝病和肾病的辅助治疗作用

减轻肝脏负担：减少食物摄入量可以有效降低肝脏的代谢负担，使肝脏得到充分的休息和修复。研究表明，适度的饮食控制可以改善脂肪肝患者的肝功能，降低血脂水平。

控制脂肪堆积：脂肪肝是肝病的一种常见类型，其主要病因是脂肪在肝脏中的堆积。少食可以限制脂肪的摄入，减少肝脏脂肪堆积，有助于改善脂肪肝。

减轻肾脏负担：减少食物摄入量可以减少肾脏的代谢负担，降低肾脏的工作压力。对于肾病患者来说，少食可以帮助控制血压和血糖水平，减少尿蛋白的排泄，从而延缓肾病的发展。

控制钠盐摄入：肾病患者常常伴有水肿和高血压等症状，这与体内钠盐的积累有关。少食可以减少钠盐的摄入，有助于控制水肿和血压，减轻肾脏的负担。

改善营养状况：少食，并不意味着营养不良。合理的饮食搭配可以确保摄入足够的蛋白质、维生素和矿物质等营养成分，满足身体的基本需求。

◆ 少食的具体实施策略

控制总热量摄入：根据个人的身体状况和活动水平，合理制定每日热量摄入目标。一般来说，肝病和肾病患者每日热量摄入应控制在1200 ~ 1500千卡。

选择低脂肪、低盐、低蛋白质的食物：在饮食中尽量选择低脂肪、低盐、低蛋白质的食物，如瘦肉、鱼虾、蔬菜、水果等。避免摄入高脂、高盐、高蛋白的食物，如油炸食品、腌制食品、加工肉类等。

合理安排餐饮：尽量确保每日三餐都按时按量地进食，一定要远离暴饮暴食和吃夜宵的习惯。如果感到饥饿难忍，那就在两餐之间选用适量有益健康的坚果和水果来当加餐，以保持血糖水平的稳定。

多喝水：多喝水有助于促进新陈代谢和排毒，同时可以增加饱腹感，减少过量进食的可能性。

适当运动：在控制饮食的同时，结合适当的运动可以进一步提高治疗效果。建议选择有氧运动，如慢跑、游泳等。

◆ 肝病和肾病患者少食的注意事项

避免过度节食：虽然少食有助于减轻肝脏和肾脏的负担，但过度节食可能导致营养不良、免疫力下降等健康问题。因此，应在保证营养均衡的前提下，适当减少热量摄入。

循序渐进：改变饮食习惯需要时间，建议循序渐进，逐步减少食物摄入量，避免突然大幅减少食物摄入引起身体不适。

定期监测身体状况：在实施少食策略的过程中，应定期监测身体状况，如肝功能、肾功能、血脂、血糖等指标，及时调整饮食计划。

避免空腹饮酒：酒精对肝脏有直接的损害作用，肝病患者应避免空腹饮酒，以免加重肝脏负担。

保持良好的生活习惯：除了饮食调整，还应保持良好的生活习惯，如规律作息、充足睡眠、适量运动等，有助于提高治疗效果。

少吃，缓解疼痛的新途径

在我们周围，许多人都遭受过疼痛的困扰。无论是头痛、背痛还是关节痛、神经痛等，这些不适感都会影响我们的生活质量。然而，很少有人意识到，通过调整饮食习惯，我们可以在一定程度上缓解疼痛症状。

◆ 疼痛的原因及影响

疼痛是人体的一种自我保护机制，它告诉我们身体某个部位出现了问题。常见的疼痛原因包括肌肉劳损、关节炎等。这些疼痛不仅会给患者带来身体上的不适，还会对其心理产生负面影响。长期忍受疼痛的人可能会出现焦虑、抑郁等心理问题，甚至影响工作和生活。

◆ 饮食调整如何减轻疼痛

营养均衡减痛：合理的饮食可以为身体提供足够的营养物质，维持正常的生理功能。缺乏某些营养物质，如维生素 D、钙等，容易导致骨骼疼痛和关节炎。因此，保持饮食的多样性和均衡性，摄入足够的蛋白质、维生素和矿物质，有助于减轻疼痛症状。

抗炎食物减痛：某些食物具有抗炎作用，可以减轻炎症引起的疼痛。例如，鱼类富含 ω-3 脂肪酸，可以减少关节炎的炎症反应；姜黄素和辣椒素等天然化合物也具有抗炎作用，可以缓解关节疼痛。

控制体重减痛：过重或肥胖会增加关节的负担，加重疼痛症状。通过控制饮食，合理控制体重，可以减轻关节疼痛。

限食刺激性食物减痛：某些食物可能会刺激神经，加重疼痛症状。例如，辛辣食物、咖啡因和酒精等，容易引发神经痛和头痛。对于有疼痛困扰的人来说，适当限制这些食物的摄入，可以减轻疼痛。

◆ 简单易行的饮食调整方法

增加水果和蔬菜的摄入：水果和蔬菜富含维生素、矿物质和膳食纤维，有助于维持身体的健康。建议每天摄入五种不同颜色的水果和蔬菜，以获得更多的营养物质。

选择低脂肪和高蛋白的食物：选择低脂肪的肉类、鱼类和豆类，以减少炎症反应。同时，摄入足够的蛋白质，有助于维持肌肉和关节的健康。

增加 ω-3 多不饱和脂肪酸的摄入：鱼类是 ω-3 多不饱和脂肪酸的良好来源，可以选择三文鱼、鳕鱼等富含 ω-3 多不饱和脂肪酸的鱼类。此外，亚麻籽、核桃等植物食物也富含 ω-3 多不饱和脂肪酸，可以适量摄入。

控制盐和糖的摄入：摄入过多的盐和糖会导致水肿和炎症，加重疼痛症状。建议减少加工食品和糖的摄入，选择新鲜食材，尽量不添加额外的盐和糖。

适量摄入抗炎食物：姜黄素、辣椒素、绿茶等食物具有抗炎作用，可以缓解疼痛。适量摄入这些食物，可以减轻疼痛症状。

痔疮好得快，少吃是关键

痔疮，这个让人坐立难安的问题，已经成为许多人的难言之隐。痔疮的痛苦不仅仅在于身体上的不适，更在于它对日常生活、工作和心理健康的影响。想要痔疮好得快，饮食调整是一个不可忽视的重要环节，其中，“少吃”这一策略尤为关键。

◆ 痔疮的成因与饮食的关系

痔疮的形成与多种因素有关，其中包括长期便秘、用力排便、长时间站立或坐着等。然而，饮食因素在其中扮演了举足轻重的角色。过多摄入辛辣等刺激性食物，以及高脂肪、高糖分的食物，都可能导

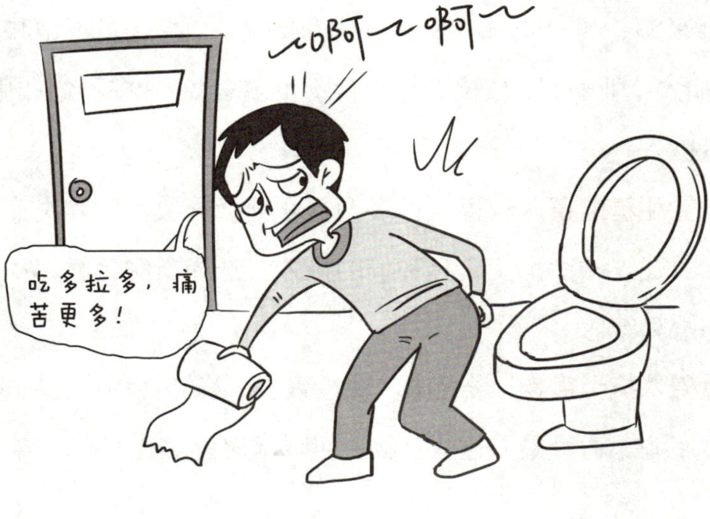

致肠道负担加重，引发或加重痔疮。

常吃以下食物，都有可能招来痔疮：

（1）火锅：火锅里面有很多辣椒、花椒、葱、姜等辛辣食物，会使痔疮恶化，并影响肠胃蠕动，导致便秘，从而加重痔疮。所以应忌食辛辣食物。

（2）酒：饮酒会导致血管通透性增加，加重局部静脉曲张，进而加重痔疮，因此要少喝酒。

（3）海鲜：海鲜属于寒凉性食物，尤其是鱼虾蟹，从中医学上讲属于发物，吃了以后容易引起痔疮的发作，比如引起痔核肿胀、痔疮疼痛等，所以要少吃。

（4）油腻食物：如肥肉、炸鸡等，过多食用脂肪较多的食物，会导致体内热毒过度、大便排泄缓慢，从而加重痔疮，刺激其反复发作。

（5）热性水果：芒果、榴莲、菠萝、荔枝等，都属于热性水果，并且糖分含量很高，吃多了会上火，引起便秘，尽量少吃。

◆ 少吃有助于痔疮康复

减轻肠道负担：减少食物摄入量，尤其是减少高脂肪、高糖、刺激性食物的摄入，可以有效减轻肠道负担。肠道负担减轻后，排便时的压力也会相应减小，从而有利于痔疮的康复。

促进肠道蠕动：适当减少食物摄入量，可以刺激肠道蠕动，帮助大便更顺畅地排出。顺畅的排便过程能够减少对痔疮的刺激和压迫，有利于痔疮的康复。

避免便秘：减少摄入高脂肪、高糖等食物，增加膳食纤维的摄入，有助于改善便秘状况。便秘是痔疮的一大诱因，避免便秘有助于痔疮的康复。

预防复发： 通过合理的饮食调整，可以有效预防痔疮的复发。保持良好的饮食习惯，避免高脂肪、高糖、刺激性食物等的摄入，有助于降低痔疮复发的风险。

改善整体健康状况： 饮食调整不仅有助于痔疮的康复，还能改善整体健康状况。合理的饮食可以提供身体所需的营养素，增强身体免疫力，提高抵抗力。

提高生活质量： 痔疮的康复意味着摆脱了疼痛和不适的困扰，可以更加自如地享受生活。合理的饮食调整有助于提高生活质量，让人更加自信和快乐。

◆ 具体的少吃策略

控制总热量摄入： 根据个人的身体状况和活动水平，合理制定每日热量摄入目标。一般来说，痔疮患者每日热量摄入应控制在合理范围内，避免过量摄入。

选择健康食物： 在饮食中尽量选择富含膳食纤维的食物，如蔬菜、水果、全谷物等。这些食物有助于促进肠道蠕动，改善便秘状况。

避免刺激性食物： 尽量避免摄入辛辣、寒凉、酒等食物。这些食物会刺激肠道，加重痔疮症状。

适量饮水： 多喝水有助于保持肠道湿润，促进大便顺畅排出。建议成人每天至少喝8杯水，特别是在饮食减少的情况下，更要注意补充水分。

◆ 饮食调整的注意事项

避免过度节食： 虽然“少吃”有助于痔疮康复，但过度节食可能会引发其他健康问题，如营养不良、免疫力下降等。因此，在控制饮食时，要注意营养均衡，避免过度节食。

逐步调整： 饮食调整不是一蹴而就的过程，需要逐步进行。可以先从减少高脂肪、高糖食物的摄入开始，逐渐增加膳食纤维的摄入，让肠道逐渐适应。

结合适当运动： 在控制饮食的同时，结合适当的运动可以进一步提高治疗效果。如散步、瑜伽等轻度运动有助于促进肠道蠕动，改善便秘状况。

保持良好心态： 痔疮的康复需要时间和耐心，保持良好心态有助于身体的恢复。避免过度焦虑和紧张，以免加重身体负担。

不孕不育，少食有帮助

不孕不育问题不仅影响夫妻感情，还可能对个人心理健康产生负面影响。在治疗不孕不育的过程中，除了传统的医疗手段，生活方式的调整也逐渐受到重视。其中，少食作为一种新兴的饮食模式，因其对身体健康的多重益处，逐渐被应用于不孕不育的治疗中。

◆ 少食对身体的影响

与传统的节食不同，少食并不是简单地减少每天的食物摄入量，而是通过合理安排进食和禁食的时间，来激发身体的自我调节机制。

少食对身体的影响主要有以下几点：

（1）促进脂肪代谢：少食能够促使身体在禁食期间加速脂肪的分解和代谢，从而减少体内脂肪的积累。这对于因肥胖导致的不孕不育问题具有积极的作用。

（2）改善胰岛素敏感性：少食通过改善身体的胰岛素敏感性，有助于恢复正常的胰岛素功能，从而提高受孕的机会。

（3）调节激素水平：少食能够影响身体的激素分泌，帮助恢复激素水平的平衡。这对于因激素失衡导致的不孕不育问题具有重要的调节作用。

（4）减轻氧化应激：氧化应激是导致身体炎症和衰老的一定因素。少食能够减轻身体的氧化应激反应，从而降低炎症水平，改善生殖系统的健康状况。

（5）改善子宫内膜环境：子宫内膜的健康状况对于胚胎的着床和发育至关重要。少食能够改善子宫内膜的血液循环，为胚胎的着床提供良好的环境。

（6）提高精子质量：少食有助于改善男性的精子质量，提高精子的活力和数量。这对于因精子问题导致的不孕不育问题具有一定的改善作用。

◆ 少食的实施方法

选择合适的少食方法：目前，有很多种少食方法，患者应根据自

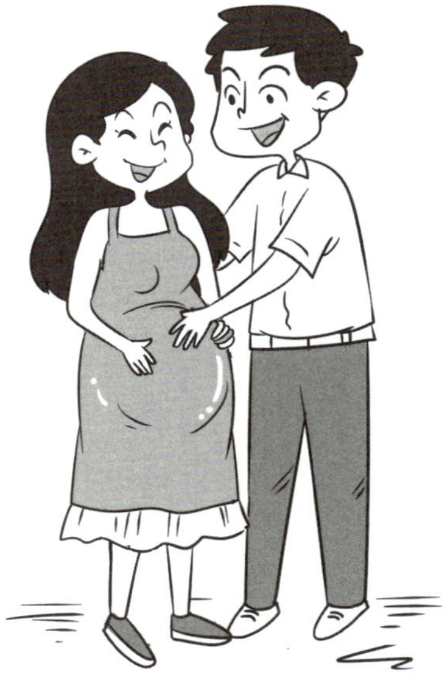

身的身体状况和需求，选择合适的少食方法。

合理安排饮食：在进食期间，患者应合理安排营养摄入，避免高糖、高脂肪和高盐的食物。同时，保持充足的水分摄入，有助于身体的代谢。

逐渐适应：少食需要一定的时间来适应。患者应逐步延长禁食时间，减少进食量，让身体逐渐适应这种饮食模式。

对于正在积极备孕的夫妻来说，一起探索并尝试少食疗法，是一个值得考虑的绝佳方案。在女性排卵期的前 3 ～ 5 天，夫妻双方就能够实行少食计划了，不过，在此期间一定要记得吃早餐，确保身体的基本营养需求得到满足。

第六章
PART 6

轻断食，风靡全球的养生革命

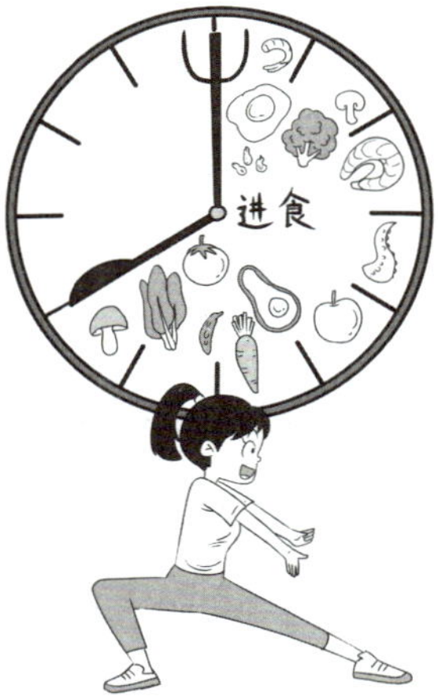

轻断食，健康生活新风尚

轻断食，顾名思义，是一种相对温和的间歇性饮食限制方式，其核心在于在特定时段内有意减少食物的摄入量，而非彻底禁食。此方法旨在通过合理的饮食调控，为身体提供必要的休整机会，进而实现增进健康、加速代谢的目标。

◆ 一种古老的减重秘诀

轻断食并非新奇之物，其实是一种历史悠久的减重秘诀，仿佛是专门为人类健康量身打造的。这是因为人类在食物匮乏的时代历经了数千年的进化历程，塑造了我们适应间断性进食的体质。

轻断食之所以被视为“秘诀”，主要有两个原因：一是断食期间，热量的摄入与毒素的吸收都会中断。二是轻断食的核心功效在于排毒。它就像给身体进行了一次深度“清洁”，彻底清空“库存”，有助于净化血液、清除宿便。研究表明，仅仅一周的轻断食，就能将体内宿便彻底排出。

当肠胃得到净化后，不仅肠胃的吸收能力得到增强，整个消化系统的工作效率也会提高，营养的吸收会更加充分，身体机能自然也会得到提升。同时，多余的脂肪被消耗，体重也就自然而然地下降了。

◆ 轻断食的特点

灵活性：轻断食仅仅意味着在特定时段内不进食，所以任何没有摄入食物的时间段，都可以被看作是断食状态。比如，从晚餐之后到次日早餐之前的 12 小时，就可以被视为自然的断食时间。这种灵活性意味着人们可以根据自己的日常生活节奏和习惯来安排断食，不需要完全改变原有的生活方式，很容易在日常的生活作息之中实施。

可持续性：它不像一些极端的节食方法那样难以长期坚持。由于不需要复杂、苛刻的饮食计划，人们在实践轻断食的时候不会感受到太大的压力和困扰。比如，一个人可以选择一周内的某几天进行轻断食，或者在每个月选定特定的日期来进行，这样相对轻松的方式使得人们能够将其作为一种长期的饮食策略，而不是短期的、难以维持的减重或健康生活手段。

热量摄入控制：轻断食期间会控制热量的摄入，但并不是完全断绝热量供应。一般情况下，女性每天大约需要摄入 500 千卡的热量，男性则需要 600 千卡左右的热量来维持基本的身体代谢需求。这种控制热量的方式既能够避免过度进食，又可以防止身体因为缺乏能量而进入 “饥饿模式”，从而影响新陈代谢。

注重个体差异：轻断食充分考虑到个体之间的差异。每个人的身体状况、基础代谢率、健康需求等各不相同，比如，年龄、性别、身体活动水平等因素都会影响一个人在轻断食过程中的体验和效果。因此，轻断食的方式可以根据个人具体情况进行调整，并且在专业人士（如营养师或医生）的指导下进行，能够确保更安全和有效地实施。

◆ 不可忽略的注意事项

计划断食前咨询医生：对于身体健康、非孕妇、儿童及无特定疾病的人群，在完成体检并记录体重、身体质量指数（BMI）、血脂水平等关键指标，同时感受到身体状况良好、目标清晰且决心坚定时，可以考虑开始轻断食计划，但在此之前，一定要先咨询医生的意见。

不建议进行轻断食的人群：对于患有心脏病、肾病、糖尿病、胆囊疾病、感染性疾病以及癌症等人群，由于可能引发的风险较高，不建议进行轻断食或极低热量饮食。此外，有酒瘾的人往往伴随肝病和营养不良，进行轻断食可能会带来其他的健康风险。

总之，轻断食作为一种灵活适度的饮食方式，有助于帮助我们有效控制饮食，保持健康的状态。通过合理的饮食调控，我们可以在享受美食的同时，保持身体的健康。

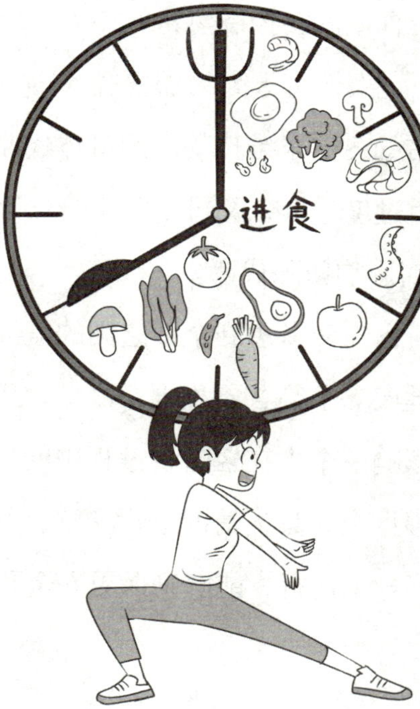

女性轻断食方法

在现代社会，许多女性面临着体重增加、身材走样的困扰。为了健康减重，许多女性开始尝试各种方法，其中轻断食作为一种新兴的饮食模式，逐渐受到广泛关注。

◆ 轻断食的建议

控制热量摄入：在轻断食期间，女性应适当减少每日热量摄入。一般来说，成年女性每日正常热量摄入量应控制在 1200 ～ 1500 千卡。避免过量摄入高热量食物，如油炸食品、甜点、含糖饮料等。

选择健康食物：女性在轻断食期间应选择富含蛋白质、膳食纤维和维生素的食物，如瘦肉、鱼、蔬菜、水果等，尽量减少高糖、高脂肪和高盐食物的摄入。

多喝水：多喝水有助于促进新陈代谢和排毒。女性在轻断食期间应保持充足的水分摄入，每天至少喝 8 杯水。此外，可以适量饮用绿茶、黑咖啡等无糖饮品。

适量运动：运动可以促进新陈代谢，加速脂肪燃烧，从而提高轻断食的减肥效果。女性可以根据自己的兴趣和身体状况选择合适的运动方式，如散步、瑜伽、游泳等。坚持适量运动不仅有助于减肥，还能增强身体素质和免疫力。

◆ 轻断食的注意事项

保证营养均衡：尽管轻断食期间摄入的热量有限，但仍需保证营养均衡。在饮食中适当增加蛋白质的摄入量，有助于增强饱腹感并维持肌肉量。同时，要确保摄入足够的膳食纤维和维生素，以维持身体的正常代谢和免疫功能。

避免过度饥饿：在轻断食过程中，女性应避免过度饥饿。如果感到饥饿难耐，可以选择吃一些低热量的食物来缓解饥饿感，如水果、坚果等。但要注意控制摄入量，避免摄入过多热量导致减肥失败。

避免空腹饮酒：空腹饮酒会加重肝脏负担，影响身体健康。轻断食期间应避免空腹饮酒，尽量选择低度酒或不含酒精的饮品。

保持良好的生活习惯：除了饮食和运动，女性还应保持良好的生活习惯，如保证充足的睡眠时间、避免熬夜、减少压力等。良好的生活习惯有助于提高身体的代谢率和免疫力，从而更好地实现健康减重。

◆ 复食日进食技巧

进行了一段时间的轻断食后，需要注意复食的技巧，让身体得到更好的修复且体重不会反弹。以下是一些复食技巧：

（1）油脂蛋白质开场：复食的开端极为关键，最好挑选诸如鸡蛋、鲈鱼、鳜鱼和鸡肉等富含蛋白质与健康脂肪的食物，适量食用，使身体逐步恢复胃肠消化功能。这些食物在肌肉修复以及能量恢复方面都大有裨益。

（2）慢慢地加入蔬菜和水果：复食时，要逐步添加蔬菜和水果，挑选富含膳食纤维与微量元素的食物，像绿叶蔬菜、红色水果以及坚果等，这些食物有助于身体更好地吸收和利用营养成分。另外，最好用小火把蔬菜和水果煮熟，加适量佐料来增添风味。

◆ 女性轻断食的误区

女性在进行轻断食时可能存在以下误区：

（1）不根据自身情况调整：不考虑身体状况、年龄、活动水平等，盲目跟从他人的轻断食计划。如果身体较弱或有慢性疾病，这可能给身体带来伤害或加重病情。

（2）忽视非断食日饮食：认为断食日控制饮食即可，非断食日可以随意吃喝。这会使轻断食效果大打折扣，还可能增加罹患心血管疾病等风险。

（3）期望过高、急于求成：希望短时间内快速减肥或解决健康问题，设定过高目标。期望过高易让人沮丧放弃，且快速减肥可能对身体产生不良影响。

总之，女性轻断食的关键在于选择适合自己的饮食模式，保证营养均衡，结合适量运动，并持之以恒。只有这样，才能真正实现健康减重，焕发活力，享受美好的生活。

男性轻断食攻略

在全球轻断食潮流的推动下，众多人士通过这一方法成功减重。男女在生理构造与性格特质上有差异，他们在实施轻断食时也表现出了态度与方式的不同。对于男性群体而言，轻断食不仅易于执行，还带来了意外的惊喜与愉悦。他们欣赏轻断食的直白与简洁，无须割舍美食，也无须记烦琐的食谱，这种挑战让他们乐此不疲。

◆ 轻断食期间的饮食建议

控制热量摄入： 在轻断食的日子里，男性每人每天应将热量摄入控制在 600 千卡左右。

选择优质蛋白质和健康脂肪的食物： 选择富含优质蛋白质和健康脂肪的食物，比如瘦肉、鱼、牡蛎、三文鱼、牛排和鸡蛋等，这有助于维持肌肉质量和维持饱腹感。

补充维生素 D 和镁： 维生素 D 有助于睾酮的产生，柠檬酸镁可以缓解压力并提升睡眠质量。

丰富的蔬菜和水果： 这些食物富含膳食纤维、维生素和矿物质，有助于保持营养均衡。

充足的水分： 保持充足的水分摄入，有助于新陈代谢和排毒。

◆ 轻断食期间的注意事项

规律作息时间： 每天尽量在同一时间上床睡觉和起床，保证充足的睡眠时间（通常建议 7 ~ 9 小时）。避免熬夜，熬夜会影响身体的代谢功能和激素分泌，尽量在晚上 11 点前入睡。

适度运动： 结合适量的有氧运动和力量训练，有助于提高新陈代谢率和促进脂肪燃烧。

监测身体反应： 注意观察身体的变化，如有不适及时调整作息或饮食计划。可以通过日记记录每天的饮食、运动及睡眠情况，以便更好地进行分析和改进。

戒烟限酒： 吸烟和过量饮酒都会对身体造成负面影响，尤其是在轻断食期间更应注意。

水果断食法

“水果断食法”一度盛行，不少人都听闻过只吃水果就能快速减脂的说法。可是，这种方法的效果究竟怎样呢？是瘦身的捷径还是误区呢？让我们一起来了解一下吧！

◆ “水果断食法”为何受欢迎

近年来，“水果断食法”颇受推崇，主要原因有以下几个方面。

首先是满足减肥需求。一方面，水果所含热量相对较低，例如每100克苹果的热量约为50千卡，每100克草莓的热量约为28千卡，这远远低于高脂肪、高糖和高淀粉类食物的热量。另一方面，许多人觉得短期内只食用水果能够迅速消耗脂肪以减轻体重。此外，水果中富含膳食纤维，既能增强饱腹感、控制食量，又能促进肠道蠕动、改善消化功能。

其次是健康观念。水果是维生素与矿物质的优质来源，例如橙子含有丰富的维生素C，香蕉则富含钾元素。人们认为摄入充足的营养对健康而言十分必要，进行水果断食无疑是一种“健康养生”的方法。并且，水果是天然的，没有过多的加工工序，不包含人工添加剂，这正契合现代社会对食品安全与健康的追求。

再次是简单易行。水果随处可见，不管是城市还是农村，都可以轻松获取，不需要准备特殊食材，也无须进行复杂的烹饪。相较于严格的减肥饮食计划而言，只要选择自己喜欢的水果吃就可以了，不用去计算热量和营养成分比例，这对那些没时间或者不想费心规划饮食的人来说非常合适。

最后要提到的是社交媒体的宣传作用。在各类平台上，经常会有水果断食法的分享、推荐以及成功案例出现，人们很容易就能从中受到启发。网络上大量的舆论认为这种断食法有着快速减肥、排毒养颜的功效，这使得它的影响力进一步扩大，让普通民众也爱上了水果断食法。

◆ “水果断食法”执行小贴士

首先，水果断食属于极低能量摄入的方式，健康人群若要尝试，最好一周不要超过两天，并且不要连续进行。要知道身体需要一定的能量来维持正常运转，过度饥饿或许会对身体造成损害，例如免疫力降低、身体器官功能受到影响等。

其次，在患病期间，还有女性处于生理期时，都不能采用水果断食法。这个时候身体比较虚弱，需要充足的营养来抵御疾病或者维持生理机能的平衡，若进行水果断食，可能会加重身体的负担，不利于疾病的康复。

再次，在实行水果断食的当天，务必要确保充足的睡眠。睡眠是身体进行修复和调整的关键时段，在断食期间，身体更需要好好休息，以应对能量摄入不足的状况。此外，断食期间，建议每天的饮水量不少于 2000 毫升。水对身体的新陈代谢起着极为关键的作用，它能够助力体内毒素的排出，使身体在断食的情况下也能维持良好的代谢状态。

最后，不妨把水果断食法与“16+8”轻断食法相结合。所谓“16+8”轻断食法，就是在一天当中，8 小时之内进食，16 小时禁食。这两种方法相结合，既能控制能量的摄入，又能确保身体有一定的营养供应，共同为健康减重提供助力。

需要注意的是，不管采用哪一种方法，都要在确保身体状况良好的条件下进行，如果出现不适，应当马上停止，并咨询专业人士。

◆ “水果断食法”的利弊

“水果断食法”有诸多好处：它能使消化系统得以休整，减轻胃肠的负担，缓解胃肠疾病症状；改善皮肤状况，清除自由基，防止皱纹产生，促进新细胞生成，让外貌看起来更年轻。

然而，长期只吃水果是不可行的。虽然这种方法可以让人快速减重，但饮食过于单一会使人产生压抑烦躁的情绪。而且，果糖摄入过量容易造成血糖升高、脂肪堆积，进而陷入“越减越肥”的困境，甚至可能诱发糖尿病。另外，水果中的营养成分并不均衡，缺乏蛋白质以及像铁这样的微量元素。人体一旦缺铁，就会影响血红蛋白的合成，从而引发贫血等健康问题。

“5+2”轻断食法

“5+2”轻断食法，顾名思义，就是在1周内选择2天进行低热量饮食，其余5天保持正常饮食。这两天并非完全不吃东西，而是将热量摄入控制在500～600千卡。通过这种方式，身体会因为能量摄入的减少而进入“应激反应”状态，从而调动能量储备，加速新陈代谢，恢复健康状态。

◆ “5+2”轻断食法的科学原理

“5+2”轻断食法发挥作用主要基于热量限制和身体的自我修复机制两个方面。在进行低热量饮食的两天里，身体的胰岛素水平会降低，加速脂肪分解，从而达到减重的效果。同时，热量限制还能激发身体的自我修复和调节机制，改善血糖、血脂水平，提高胰岛素敏感性，为健康带来诸多好处。

◆ 如何实施“5+2”轻断食法

选择低热量摄入日：在进行低热量饮食的日子里，可以选择活动量相对较少的日子，这样更容易忍受饥饿感。同时，要确保摄入足够的营养物质，尤其是蛋白质、维生素和矿物质。

只摄入 600 千卡的热量　　　　只摄入 500 千卡的热量

饮食结构：在低热量饮食日，饮食应以高蛋白、低碳水的食物为主。例如，鸡胸肉、基围虾等高蛋白食物，搭配大量的高纤维绿色蔬菜，既能满足身体所需，又能控制热量。

控制饮食量：每餐主食的量应控制在拳头大小，避免摄入过多热量。

注意水分摄入：在低热量日，如果感到饥饿，可以喝温开水或茶水，既能充饥，又能促进新陈代谢。

适量运动：在低热量饮食日不宜进行剧烈运动，但可以选择一些低强度的活动，如散步或拉伸等，可帮助消耗热量。

◆ 轻松应对轻断食饥饿感

人在轻断食期间，会遇到饥饿感。这时，可以通过转移注意力的方式来缓解，如喝茶、聊天、散步或听音乐等。此外，让自己忙碌起来也能有效地减轻饥饿感。在饮食方面，可以选择低热量、高营养成分的食物，如蔬菜、菌菇、豆制品等，这些食物不仅能提供丰富的营养物质，还能给我们带来较强的饱腹感。

◆ “5+2”轻断食法的注意事项

坚持是关键：“5+2”轻断食法需要时间才能见效，建议至少坚持 12 周，以便充分发挥其减重效果。

注意个体差异：每个人的身体状况和反应不同，开始实施前最好咨询医生或营养师的建议，确保方法适合自己的健康状况。

避免暴饮暴食：在正常饮食的日子里，要避免暴饮暴食的情况，保持适量进食。

“16+8”轻断食法

“16+8”轻断食法，顾名思义，就是将每天的进食时间控制在 8 小时之内，其余 16 小时则保持空腹状态（可以喝水）。这种饮食方法并不主张节食，而是强调在规定的时间内合理饮食，从而达到调节身体的目的。

◆ “16+8”轻断食法的科学原理

“16+8”轻断食法的科学原理主要基于人体的生物钟和新陈代谢规律。人体在一天中的不同时间段，新陈代谢速度和消化能力有所不同。通过限制进食时间，可以更好地调动身体的代谢能力，促进脂肪燃烧，从而达到减肥的效果。同时，还能促进肠道蠕动，改善消化功能，有助于身体健康。

◆ 如何实施“16+8”轻断食法

确定进食时间： 根据自己的生活习惯，选择一天中的 8 小时作为进食时间。一般来说，早上 6 点到下午 2 点或者早上 9 点到下午 5 点是比较合适的选择。

合理搭配饮食： 在规定的进食时间内，要保证饮食均衡，摄入足够的蛋白质、碳水化合物、脂肪、维生素和矿物质。避免暴饮暴食，尽量选择低热量、高营养的食物。

保持空腹状态：在非进食时间内，尽量保持空腹状态，可以喝水但避免摄入其他食物。这有助于身体更好地进入代谢状态，促进脂肪燃烧。

◆ “16+8”轻断食法的效果与优势

经过众多实践者的验证，“16+8”轻断食法在减肥方面具有显著的效果。大多数人在坚持一段时间后，都能成功减掉体重的2% ~ 4%，同时还能改善体脂率、身体质量指数等指标。此外，“16+8”轻断食法还具有以下优势：

（1）易于实施：无须节食或严格计算热量摄入，只需控制进食时间即可。

（2）健康安全：不损害身体健康，反而有助于改善胰岛素抵抗、降低血糖水平等。

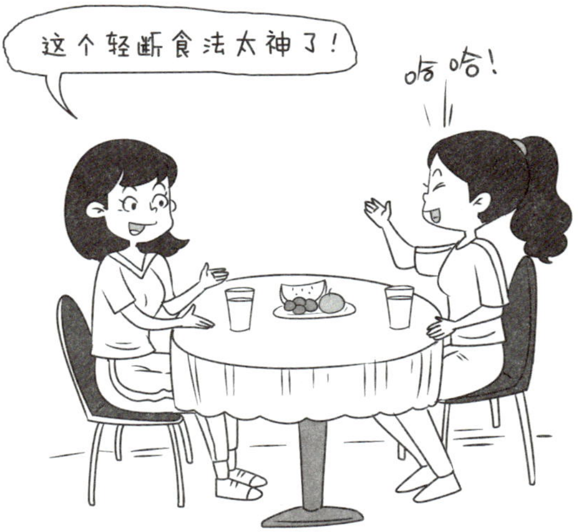

（3）不易反弹：通过改善生活习惯和代谢能力，达到长期稳定的减肥效果。

◆ “16+8”轻断食法适宜人群

减肥人群：对于有减肥想法的人而言，“16+8”轻断食法是颇为有效的。借助限制进食时间这一方式，能够减少热量摄取，并且推动身体去消耗脂肪，进而实现减肥的目标。

健康养生人群：“16+8”轻断食法对健康养生也有着诸多益处。能够改善血糖、血脂、血压等异常指标，降低糖尿病、心血管疾病等患病风险。

忙碌的上班族：对忙碌的上班族而言，“16+8”轻断食法操作起来相对容易。在上班期间能够控制饮食，晚上回到家还能享用一顿丰盛的晚餐。如此一来，既能保证营养摄入，又能控制体重。

只要合理安排进食时间，保证饮食均衡，就能在轻松享受美食的同时实现减肥目标。当然，每个人的身体状况和需求不同，在实施过程中还需根据自身情况进行调整。

24 小时轻断食法

24 小时轻断食法，顾名思义，就是在一天 24 小时内不进食任何有热量的食物，只允许喝水、黑咖啡、茶等无热量饮品。通过这种方式，身体会经历一次全面的“清洁”，有助于排除体内毒素，促进新陈代谢。

◆ 24 小时轻断食法的科学原理

24 小时轻断食法通过暂时性地停止食物摄入，让身体进入一种特殊的代谢状态。在轻断食期间，由于没有新的食物能量来源，身体会自动燃烧储存的糖原以维持基本生理功能。当糖原耗尽后，身体会分解脂肪来提供能量。这一过程不仅有助于减轻体重，还能促进消化系统功能的恢复，并在一定程度上预防慢性疾病。然而，24 小时轻断食法并非适合所有人，一定要在专业医生指导下进行，不能盲目尝试。

◆ 如何实施 24 小时轻断食法

选择合适的时间：最好选择在周末或休息日进行，以便有充足的时间休息和调整。

保持水分充足：在断食期间，要确保充足的水分摄入，以维持身体的正常功能。

避免剧烈运动：在断食期间，尽量避免剧烈的体力活动，以免消耗过多能量。

循序渐进：初次尝试时，可以从12小时轻断食法开始，逐渐增加到24小时轻断食法。

◆ 24小时轻断食法的优点与缺点

1. 优点

（1）简单易行：无须严格计算热量摄入，只需控制进食时间。

（2）健康安全：有助于排除体内毒素，促进新陈代谢，改善胰岛素抵抗。

（3）减肥效果显著：短期的断食可以刺激身体的新陈代谢，从而达到减肥的目的。

2. 缺点

（1）饥饿感较强：对于初次尝试者来说，24小时轻断食法可能会带来较强的饥饿感。

（2）持续时间有限：长时间的轻断食可能会对身体造成不良影响，因此建议每周进行1～2次。

（3）不适合所有人群：孕妇、哺乳期妇女、糖尿病患者等特殊人群不宜尝试。

◆ 轻断食结束后的饮食调整

温和恢复：轻断食结束后，不要立即大量进食，而是选择一些温和、易消化的食物开始慢慢恢复饮食。可以先喝一杯温水或淡盐水，帮助唤醒消化系统。

选择高蛋白食物：鸡胸肉、瘦牛肉、鱼类等高蛋白食物有助于修复和重建肌肉组织。豆腐、豆浆等富含植物性蛋白食物也是不错的选择。

保证碳水化合物的供应：燕麦、糙米、全麦面包等富含碳水化合物，可提供持久的能量，且有助于维持血糖稳定。根茎类蔬菜如红薯、胡萝卜等也含有丰富的碳水化合物。

摄入丰富的水果和蔬菜：新鲜的水果和蔬菜富含维生素、矿物质和抗氧化剂，有助于身体恢复。叶菜类蔬菜如菠菜、生菜等营养丰富且易于消化。

不要忽略健康脂肪：坚果、种子、牛油果等富含健康脂肪的食物有助于维持细胞功能和激素平衡。橄榄油、亚麻籽油等植物油也是优质脂肪的来源。

24 小时轻断食法的适用性存在局限，特别是对于身体条件特殊的人群，比如孕妇、哺乳期的妇女、糖尿病患者以及低血糖患者等，可能并不适用。需要注意的是，在决定尝试任何新的饮食计划或生活方式改变之前，一定要咨询相关医生或专业的健康顾问，以确保所选方案与个人的健康状况相匹配，避免潜在的健康风险。

断食日也能吃的低卡食物

如果实在难以抑制口腹之欲的话，在断食日也有若干低热量食物可供挑选，这些食物既能取悦味蕾，又不会干扰断食计划。

◆ 新鲜美味的低卡食物

1. 水果类

柑橘类水果中的蜜柑含有高浓度的川陈皮素，这种奇妙的化合物具备预防肥胖与动脉硬化的功效。

葡萄柚也值得推荐，它含有丰富的柚皮素，能够促使肝脏燃烧脂肪。半个葡萄柚的热量为 39 千卡，在断食日吃很合适。不过要注意，葡萄柚和很多常用药品也许会产生相互作用，如果正在服用他汀类药物，食用之前一定要咨询医生。

我们还能吃一片西瓜（每 100 克仅含有 30 千卡热量）或者苹果（每 100 克约含 50 千卡热量）。它们不但美味，而且富含果胶，是消解脂肪的得力助手。尽管苹果的热量相对来说比较高，但是在断食日吃一个苹果并不过量。此外，蓝莓富含抗氧化多酚类物质和植物营养素，这些成分能够助力身体分解脂肪细胞，并且阻止新的脂肪细胞生成。

2. 蔬菜类

断食日能吃各类蔬菜。西蓝花富含营养；茴香切成薄片后口感更好；毛豆是优质的低脂蛋白质来源。不过，烹饪蔬菜时得注意控制用油量。绿叶菜也是断食日的好选择，像小白菜、圆白菜、苋菜、芥菜、生菜等，它们可都是货真价实的维生素宝库，而且热量超低。值得一提的是，蒜头含有能形成辛辣味的大蒜素，一种被视作可保护细胞并减少脂肪堆积的物质。

3. 汤类

美国宾夕法尼亚大学的科学家经研究发现，汤有抑制食欲的作用。我们可以选择清汤或者味噌汤，也可以用胡萝卜与香菜来做汤，但不要饮用高油且经过高度加工的海鲜杂烩汤。

4. 燕麦片

燕麦是常见的低升糖主食，能与其他食物搭配，像碾碎的干小麦、藜麦之类的就很合适。燕麦片富含蛋白质与纤维素，容易烹煮，还是很好的铁质来源。

5. 乳制品

乳制品富含蛋白质和钙，但脂肪含量也较高。无脂酸奶含有蛋白质、钾和益生菌，它与坚果一样，都能延长饱腹感。

◆ 常见的低热量家常菜做法

1. 小白菜炒香菇

（1）准备好小白菜、香菇和蒜片。

（2）在锅中放少量油，将蒜片炒出香味后，把香菇倒入锅中翻炒。

（3）把小白菜放入锅中，先炒根部，再炒叶子。

（4）加适量盐，翻炒均匀就能出锅了。

2. 蒜蓉西蓝花

（1）将西蓝花掰成小朵，同时准备好蒜末和小米辣。

（2）把西蓝花焯水后过凉，放在一旁备用。

（3）锅中放入少量油，将蒜末炒出香味后，倒入西蓝花并翻炒均匀。

（4）加入 1 勺生抽、1 勺蚝油，再放入少许盐，出锅前撒上小米辣即可。

3. 番茄炒花菜

（1）把番茄切成小块，放置一旁备用。

（2）将花菜掰成小块，放入开水中焯一下。

（3）锅中倒入少许油，放入葱花炒出香味。

（4）接着加入番茄，炒出汤汁。

（5）再放入焯好的花菜，加 1 勺生抽，继续翻炒后就可以出锅了。

4. 清炒西葫芦

（1）将西葫芦切成片，放置一旁备用。

（2）在锅中加入少量油，放入葱花、蒜瓣翻炒出香味。

（3）接着把西葫芦倒入锅中进行翻炒，当西葫芦炒至七八成熟的时候，加入 1 勺生抽、1 勺醋，然后继续翻炒。

（4）翻炒至均匀后，就可以出锅了。